PROF. DR. PETER & DR. DAGMAR GRIESHOFER

Wir reden nicht, wir tun es

Oder worauf wollen wir warten?

Act1
just be.

Herausgeber:in: Act1 just be
Bilder: Dr. Dagmar Grieshofer
Umschlaggestaltung: SCOOP & SPOON
Lektorat / Korrektorat: SCOOP & SPOON

Druck und Vertrieb im Auftrag der Autoren:
Buchschmiede von Dataform Media GmbH, Wien
www.buchschmiede.at - Folge deinem Buchgefühl!

Besuche uns online

ISBN Hardcover: 978-3-99152-162-4
ISBN E-Book: 978-3-99152-182-2

PRINTED IN AUSTRIA

„Die reinste Form des Wahnsinns ist es, alles beim Alten zu lassen und gleichzeitig zu hoffen, dass sich etwas ändert."

- Albert Einstein

Danksagung:
Wir möchten uns bei allen Menschen bedanken, die uns wertvolle Inputs für dieses Buch gaben. Herzlichen Dank an unsere Familie und unsere Freunde für die Unterstützung.

Dr. Dagmar Grieshofer & Prof. Dr. Peter Grieshofer

Inhalt

Vorwort

Wie stellen wir uns das Älterwerden vor?

Eine Frage, die man sich in der Jugend und im jüngeren Erwachsenenalter nicht oder kaum stellt. Eigentlich beginnen solche Überlegungen erst, wenn die Eltern oder Großeltern Unterstützung oder Betreuung brauchen. Und zumeist werden im Familienkreis verschiedenste Möglichkeiten diskutiert – der Umzug in eine Seniorenresidenz beziehungsweise in ein Altersheim ist nicht selten eine der Optionen.

Meine Frau und ich sind beide Ärzte mit jahrzehntelanger Berufserfahrung, die das 60. Lebensjahr bereits überschritten haben. Unsere persönliche Überzeugung ist es, dass es im hohen Ausmaß in unserer persönlichen Verantwortung liegt, wie wir älter werden. Selbstverständlich gibt es Schicksal und Krankheit, aber die Selbständigkeit, die Gesundheit und das Wohlempfinden zu erhalten ist unser Ziel, das wir mit Ihnen Teilen möchten. Denn wir glauben, dass Pflegeeinrichtungen die am wenigsten anzustrebenden Optionen sind.

Noch bevor die Pandemie unser Leben auf den Kopf stellte, beschäftigten wir uns bereits intensiv mit dem Thema wie und unter welchen Rahmenbedingungen wir gesünder, mit hoher Zufriedenheit und Wohlempfinden älter werden, bzw. wie wir unsere gesunde Lebensspanne erweitern können. Um dies zu ermöglichen, gründeten wir die 55+ Formel. Wir forschen und entwickeln mit Partnern was wir heute und in Zukunft benötigen.

Uns ist bewusst, dass es verschiedenste Modelle gibt. Wir bemühen uns, nach medizinisch wissenschaftlichen Kriterien Möglichkeiten aufzuzeigen. Das gemeinsame Ziel soll sein, so zu leben, dass man mit hoher Wahrscheinlichkeit keine pflegerischen Maßnahmen bis ins höhere Alter braucht.

> **Beinahe täglich wird man heute von den Medien und von der Politik beinahe händeringend zum Thema Pflegenotstand informiert.**

Der Pflegenotstand, welcher in unserer älter werdenden Gesellschaft immer mehr zu einer entscheidenden Frage wird, beruht unter anderem darauf, dass wir zu jung krank und pflegebedürftig werden.

Wie ist die Welt heute, wenn man älter wird?

Die Pension steht vor der Tür, die Kinder sind aus dem Haus oder man hat schon Enkel. Oder man lebt aus verschiedensten Gründen in einem Ein-Personen-Haushalt. Wie auch immer, Gedanken und Zweifel kommen früher oder später. Wie werde ich meine Pension gestalten? Wie mein Älterwerden? In welcher Form und speziell auch wo?

Die klassischen Strukturen des Mehrfamilien-Haushalts haben sich im hohen Ausmaß aufgelöst. Kinder haben sich in alle Welt zerstreut. Man ist zwar über WhatsApp, Zoom oder Skype in Kontakt. Persönlich sieht man sich aber nur noch, wenn überhaupt, an Feiertagen wie Weihnachten, Ostern, Pfingsten oder bei Geburtstagen. Oder wenn man erkrankt ist. Eine weitere Notwendigkeit von Familien-Banden liegt im Thema Kinderbetreuung.

Mikrozensus Daten aus Deutschland belegen dies: Immer seltener leben mehrere Generationen unter einem Dach. In etwas mehr als ein Viertel aller Haushalte (28,1 Prozent) wohnen mehrere Generationen zusammen und wirtschaften in eine gemeinsame Haushaltskasse. Überwiegend lebt dabei die mittlere Generation mit ledigen Kindern zusammen (26,9 Prozent). Selten bestehen Haushalte aus mittlerer und älterer Generation (0,7 Prozent). Nur in 0,5 Prozent der Haushalte leben und wirtschaften drei oder mehr Generationen zusammen. Diese Form des Zusammenlebens verschwindet schnell: Zwischen 1995 und 2015 ist die Zahl der Haushalte mit drei oder mehr Generationen um 40,5 Prozent von 351.000 auf 209.000 gesunken.

Ein lieber Freund sagte mir: „Weißt du, die größten Familientreffen sind meist Begräbnisse…“

Außerhalb dieser Strukturen bleiben einem die Partnerin, der Partner, Freunde, ehemalige Arbeitskollegen, oder man zieht sich immer mehr in das Alleinsein zurück.

Alles wird mit der Zeit weniger und seltener. Zum einem verliert sich nach dem Eintreten in den Ruhestand der häufige Kontakt zum Arbeitsleben und damit zu den früheren Kollegen. Vieles wird versprochen, wenig eingehalten. Freunde ziehen weg, erkranken oder man ist selbst nicht mehr so mobil, um aktiv Freunde aufzusuchen. Glücklich die, welche in den Strukturen von Vereinen eingebunden sind – egal, ob Feuerwehr, Gesangsverein oder Schrebergärtner. Selbstverständlich sind Clubs wie die Rotarier, Lions, Zontas, Soroptimisten und viele andere häufig ein wichtiges Bindeglied, auch in der Gestaltung des Älterwerdens. Das soziale, spirituelle Netzwerk von Glaubensgemeinschaften kann ebenso ein wesentlicher Faktor sein. Trotzdem hängt vieles von der Mobilität und Erreichbarkeit ab, man möchte sich doch nicht nur virtuell, sondern auch analog, sich also „wirklich" treffen.

Dass Arbeit und Beschäftigung wesentliche Faktoren zur Erhaltung der Gesundheit sind, wurde erst vor Kurzem in einer interessanten Studie veröffentlicht. Auch die Diskussion in verschiedensten westlichen Staaten über den Zeitpunkt der Berentung beziehungsweise Pension ist ein zunehmender Faktor in unserer Gesellschaft.

Gesellschaftspolitisch möchten wir uns nicht darüber äußern, wir sind ja keine Politiker. Aber für uns als Ärzte aber auch der 55+ Generation angehörig, sind die folgenden Daten höchst interessant. Eine Studie aus den USA zeigt, wer erst mit 66 statt mit 65 Jahren in Rente geht, hat ein um elf Prozent geringeres Sterberisiko. Allerdings galt das nur für Rentner, die sich selbst als gesund bezeichneten. „Es betrifft vielleicht nicht jeden, aber wir denken, dass die Menschen von Arbeit finanziell und sozial profitieren, und das ihr Leben verlängert“, schreibt Studienleiter Chenkai Wu im Journal of Epidemiology and Community Health 2012. Wu hat sich für ihre Untersuchung Daten von 12.000 Amerikanern aus einer großen Langzeitstudie angeschaut.

Er suchte sich knapp 3.000 Personen aus, deren Gesundheitsdaten ab 1992 vorlagen und die bis 2010, dem Ende der Studie, entweder mit 65 oder mit 66 Jahren in Rente gegangen waren. Als Nächstes teilten die Forscher die Personen in zwei Gruppen: Etwa ein Drittel der Rentner hatte angegeben, dass Krankheit ein Grund für die Verrentung gewesen war. Zwei Drittel aber gaben an, dass sie nur aus Altersgründen und nicht ihrer Gesundheit wegen in Rente gegangen waren. Von den gesunden Rentnern starben im Studienzeitraum zwölf Prozent, von den kranken etwa doppelt so viele.

Lassen Sie uns, bevor wir uns mit den einzelnen Kapiteln unseres Buches beschäftigen, etwas in die Biologie des Menschen eintauchen – und auch in die Lebenserwartung vergangener Zeiten.

„Unsere Körper“, so der Biostatistiker Jay Olshansky von der School of Public Health der University of Chicago, „haben sich im Zuge der Evolution so entwickelt, dass wir Kinder kriegen und sie aufziehen können. Die Menschen haben es zwar geschafft, das Altern immer weiter hinauszuzögern und die Lebenserwartung ganz erheblich zu steigern, doch scheint jetzt eine Verlangsamung dieses Trends eingesetzt zu haben, auch wenn einzelne Menschen noch immer älter werden“

Biologisch ist der menschliche Körper laut Olshansky auf kurzfristigen Gebrauch ausgelegt: „Was wir machen, ist, diesen Körper über das Ende der Garantiezeit für lebendige Maschinen hinauszustoßen. Wenn wir daher bis ins hohe Alter überleben, setzen – wie bei Autos und Rennwagen – Störungen ein. Wenn wir die Struktur unseres Körpers selbst oder den Ablauf, in dem das Alter geschieht, nicht verändern können, wird vieles nicht mehr funktionieren, wenn wir die Grenzen des menschlichen Lebens ausdehnen.“

Wie war es denn bei den Römern?

Die durchschnittliche Lebenserwartung bei den Römern in der Antike lag zwischen 20 und 30 Jahren, wobei eine extrem hohe Sterblichkeit im ersten Lebensjahr berücksichtigt werden muss. Ungefähr 25 Prozent wurde über 40, ungefähr 5 Prozent wurden älter als 60 Jahre.

Im Mittelalter lag die Durchschnittliche Lebenserwartung zwischen 35 und 40 Jahren, sodass man heute mit Fug und Recht von einer Verdoppelung der Lebenserwartung sprechen kann. Um das zu erreichen, sind zum einem die massiv geänderten Lebensbedingungen, der medizinische Fortschritt, aber auch der persönliche Lebensstil maßgeblich. Die grundsätzliche biologische Bestimmung hat sich jedoch – und das sollte man nicht vergessen –nicht geändert. Deshalb ist es wichtig, für unsere Generation 55+ ihnen im Rahmen dieses Buches die Möglichkeiten aufzuzeigen, wie Sie nicht nur das Alter zu erreichen, sondern dies auch im hohen Ausmaß gesund und bei hohen persönlichen Wohlempfinden genießen können. Um die gesunde Lebenserwartung zu erhöhen und die negativen Auswirkungen des Älterwerdens hinauszuzögern, bedarf es verschiedenster Maßnahmen, die wir in diesem Buch beschreiben werden. Aufgrund der Aktualität übernehmen wir auch einige Teile aus unserem vorherigen Buch.

Was wir in diesem Buch beschreiben, sind keine Visionen, welche in die nahe oder ferne Zukunft sehen werden, nichts, was heute nicht schon gemacht wird, oder was wir nicht schon wissen.

Wir reden nicht, wir lernen, es ist nie zu spät

Die Genetik, die Vererbung – der meist überschätzte Teil der Gesundheit

Jeder von uns kennt die Sprüche „Mein Opa wurde uralt, meine Oma auch, also werde ich es auch." Leider oder erfreulicherweise ist die Genetik, also die Vererbung, nur ein sehr kleiner Teil unserer Lebenserwartung, aber auch der gesunden Lebenserwartung.

Im Rahmen einer Auswertung von 400 Millionen Daten konnte gezeigt werden, dass der Anteil der Genetik, also der Vererbung, bei bescheidenen sieben Prozent liegt. Das Ergebnis der Studie, welche vom Galico Life Science durchgeführt und im renommierten Magazin (Genetic Society of America J Graham Ruby 2018) veröffentlicht wurde, war überraschend, denn die Wissenschaft glaubte bisher an einen Einfluss von 15-30 Prozent.

Wichtig ist auch, sich zum Thema der Geschlechter zu äußern, denn Frauen und Männer brauchen Ähnliches, jedoch häufig nicht immer dasselbe, um gesund und aktiv 55+ zu sein.

Die Frau – Der Mann

Circa 6.500 Gene unterscheiden Frauen und Männer, also nicht nur das allseits bekannte XY und XX Chromosom. Ein Unterschied der Folgen hat. Klar und verständlich ist, dass die Medizin, aber auch vorbeugende Maßnahmen einen Unterschied zwischen Frauen und Männer machen. Meine Frau ist Ärztin und Internistin und wird dies in einem Kapitel näher erklären.

Wir beide waren nicht immer das Sinnbild eines gesunden Lebensstils, speziell eines gesunden Lebenswartung prägenden Lebensstils. Beginnt man jedoch erst, wenn man nicht mehr 55+ ist, über die Zukunft nachzudenken, muss man etwas ändern.

Wir reden nicht, wir tun es – worauf wollen wir denn warten?

Wie ich im ersten Buch über Active Ageing und Lebensstil geschrieben habe, ist es nie zu spät, etwas zu ändern – aber man muss es tun. Ob abnehmen, gesünder essen, Ausgleich im Alltag oder ausreichend Sport treiben, wir nehmen uns immer etwas vor, wir reden darüber mit dem Partner, mit der Familie, mit Freunden. Aber häufig scheitern die besten Vorsätze.

> **Wir reden nicht, wir tun. Aber nicht zu viel auf einmal. Setzen Sie sich immer kleine Ziele.**

Wer kennt es nicht – auch wir kennen es zur Genüge aus dem eigenen Leben: wir wollen unseren Lebensstil ändern, Fitnessstudio, Joggen, Walken, Ernährungsumstellung, Diäten und vieles mehr. Am besten alles gleichzeitig – und das Ergebnis?

Eigentlich sind wir zumeist am guten Willen gescheitert, weil wir zu viel wollten.

Überfordern Sie sich nicht gleich mit mehreren großen Vorsätzen oder stecken Sie Ihre Ziele zu hoch. Besser ist es, sich kleine Ziele zu setzen. Denn bewältigbare und erreichbare Zwischenziele führen zu Glücksmomenten und unterstützen dabei, erfolgreich weiterzumachen. Durch die kleinen Ziele und den immer wiederkehrenden Glücks- und Erfolgserlebnissen wächst die Motivation. Dadurch ist es leichter, das große Ziel zu erreichen. Durch die kleinen Erfolge ist es einfacher, die eigene Leistung zu steigern und weiterzuentwickeln.

Wichtig ist es auch, sich klarzumachen, was man will, und selbst an die Ziele zu glauben. Ein Tagebuch über die Entwicklung seiner Pläne und Ziele zu führen, erleichtert Vieles.

Belohnungen sind notwendig

Kleine Belohnungen zwischendurch steigern die Motivation und das Glücksgefühl und helfen dabei, Disziplin und Leistung weiter zu steigern. Das Belohnen soll nicht in direktem Zusammenhang mit Ihren Zielen stehen. Eine bessere Fitness, einige Kilo weniger, warum gönnt man sich nicht einen Restaurantbesuch? Sich einfach was Gutes tun ist entscheidend.

Wir kennen das auch aus unserer eigenen Erfahrung: die Bequemlichkeit, das Sitzen auf der Couch allein oder zu zweit und jetzt noch Aktivitäten setzen? Ein Kartenabend bei Freunden, die Walking oder Jogginggruppe, eine Runde Golf oder vieles mehr – wir machen es, wenn wir in der Gruppe sind. Egal ob groß oder klein.

Wir Menschen sind kommunikative Wesen und primär nicht für das Alleinsein gebaut. Deshalb lassen sich viele notwendige Dinge in der Gruppe leichter durchführen, aber auch aufrechterhalten.

In der Gruppe ist vieles leichter

Die 55+ Formel von Act1 ist die perfekte Plattform dafür. Vieles schreiben wir noch darüber. Beginnen wir gleich mit einem Beispiel. Sport: wie viel Freude und Spaß macht es in der Gruppe und wie langweilig kann es allein sein. Aber nicht nur Sport, auch das Lernen, die Hobbies und vieles mehr sind integriert in unseren sozialen Strukturen.

Regelmäßige Termine verpflichten dazu, auch hinzugehen, oder sich online zu verbinden. Die Zeit hat sich verändert, die Generation 55+ ist heute einer der wichtigsten Nutzer von Facebook und anderen sozialen Netzwerken. Auch wenn man eigentlich keine Lust hat. So fällt es schwerer, aufzugeben. Spaß zu haben und soziale Kontakte reichen als Motivation aus, um sich in der Gruppe langfristig zu beteiligen und angestrebte Ziele zu erreichen.

Rückschläge, Misserfolge, Motivationstiefs sind normal

Misserfolge kommen bei jedem Vorhaben einmal vor. Davon sollten Sie sich aber nicht unterkriegen lassen. Misserfolge oder geringere Erfolge können speziell am Beginn der Alltag sein. Deshalb ist auch die Community wichtig – sich regelmäßig zu treffen oder sich zumindest online auszutauschen.

Wir reden nicht, wir fangen einfach an. Worauf sollen wir denn warten?

Fangen Sie am besten direkt mit der Umsetzung Ihrer Ziele an. Denn je länger wir die Umsetzung einer Idee vor uns herschieben, desto niedriger erscheint uns ihre Bedeutung. Bereits nach wenigen Tagen sagt uns unser Gehirn, unser Unterbewusstsein, dass das Vorhaben nicht so wichtig sein kann.

Die ersten Wochen sind einfach, aber dann...

Anschließend gilt es, besonders in den ersten Wochen die Zähne zusammen zu beißen. Denn nach etwa 21 Tagen tritt ein Gewohnheitseffekt ein. Dann ist es besonders wichtig, motiviert zu bleiben, denn bei vielen Ziele können sich Plateaus entwickeln.

Nicht alles auf Einmal

Es ist nie zu spät, etwas zu ändern, zu erlernen, zu machen, um sich sein Wohlbefinden, seine Gesundheit zu erhalten oder zu verbessern. Aber alles geht nicht auf einmal. Erinnern wir uns an unsere Schulzeit. Ich habe nicht immer die besten Erinnerungen im Gegensatz zu meiner Frau. Alles auf einmal konnten wir vielleicht als Jugendliche erlernen, doch schon etwas später geht das nur, wenn man Dinge hintereinander lernt.

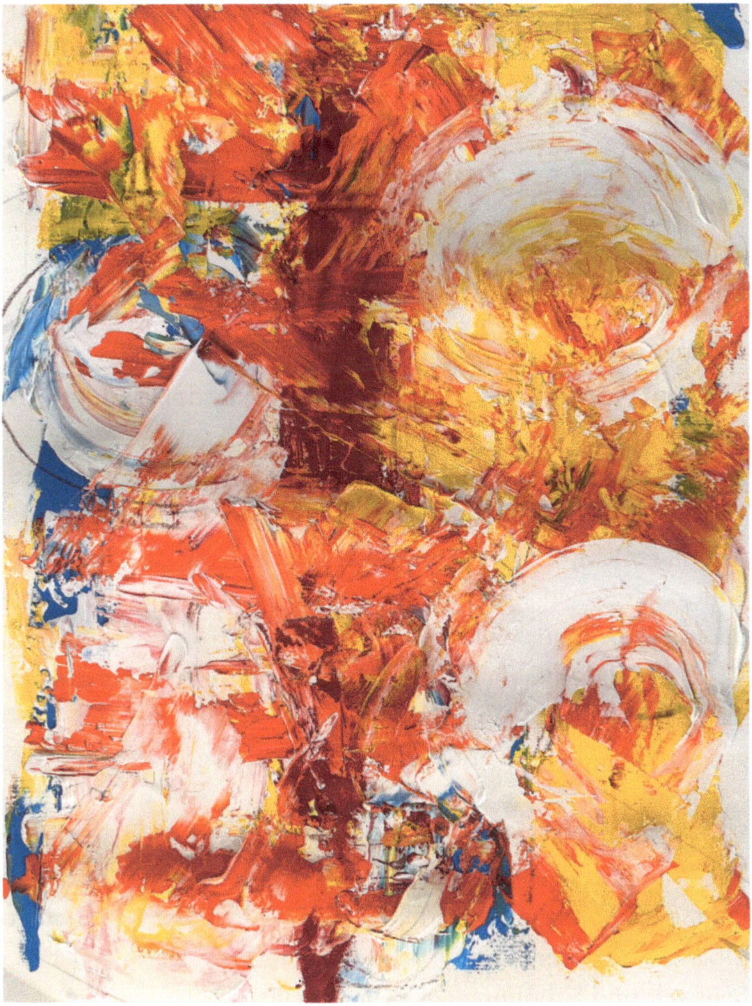

You and Me Me and You
Dagmar Grieshofer 2022

Einfluss auf unsere Generation

Die Zeit vergeht nicht schneller – trotzdem sollen wir nicht warten

Meine Frau Dagmar und ich gehören bereits zum Club 6.0, also wir sind über 60, haben wesentliche Teile des Lebens bereits gelebt und erlebt. Wir denken jedoch positiv in die Zukunft, denn es liegt im hohen Ausmaß an uns, wie die nächsten Jahrzehnte unseres Lebens aussehen werden.

Für das Alltagsleben gefällt uns der Spruch des amerikanischen Schauspielers Will Smith sehr gut: „Ich wache jeden Morgen mit dem Glauben auf, dass heute besser als gestern sein wird."

Warum 6.0? Den Begriff 5.0 hat ursprünglich die japanische Regierung geprägt, als Society 5.0. Darunter versteht man eine intelligente, vollständig vernetzte und nachhaltige Gesellschaft. Oberstes Ziel der Society 5.0 sind eine Verbesserung der Lebenswelt und Erhöhung der Lebensqualität.

Für uns bedeutet 6.0 und die Generation 55+ wie wir unsere gesunde Lebensspanne erhöhen können.

Viele haben das Gefühl, je älter man wird, desto schneller vergeht die Zeit. Dies ist jedoch nur ein subjektives Gefühl – und das kann man einfach belegen. Der Psychologe Marc Wittmann, welcher sich intensiv an der Universität Freiburg mit dem Phänomen Zeiterleben auseinandersetzt, hat spannende Erklärungen dafür. Wir setzen die Zeit, die wir erleben, ins Verhältnis zu der Zeit, die wir schon erlebt haben. Für einen Zehnjährigen ist ein Jahr ein Zehntel seiner gesamten Lebenszeit, für eine Fünfzigjährige ist dasselbe Jahr nur ein Fünfzigstel – sie hat schon 49 andere erlebt. Das ist ein Grund, warum uns das fünfzigste Lebensjahr kürzer vorkommt als das zehnte. Hinzu kommt, dass uns die Zeit im Rückblick umso länger erscheint, je mehr passiert ist.

Und das gilt auch fürs ganze Leben. In den ersten dreißig Lebensjahren passiert viel: wir werden groß, Schule, Ausbildung, oft eine Reihe von Partnerschaften. In den zweiten dreißig Jahren kann sich auch noch einiges tun, aber in der Regel weniger. Wir bleiben so groß wie wir sind, die Persönlichkeit ist schon ausgebildet, unser Alltag ändert sich über lange Zeit oft nur wenig.

Beim Älterwerden passiert jedoch weniger, zumindest bei den meisten. Wir haben es selbst in der Hand, aktiv zu sein.

Deshalb empfinden Menschen im Rückblick die ersten 30 Jahre als viel länger. Denn da passiert so viel, auch emotional. Vieles passiert zum ersten Mal, erste Liebe, erster Sex, erste eigene Wohnung, der erste Urlaub ohne Eltern, der erste Job, alles ist aufregend. Je älter wir werden, desto mehr haben wir schon von der Welt gesehen, desto weniger passiert „zum ersten Mal“. Es gibt weniger einschneidende Ereignisse. Auch das erklärt, warum die Zeit im Alter scheinbar schneller vergeht.

Kürzere Zeitspannen werden ähnlich lang erlebt

Zumindest gilt das, wenn wir auf längere Zeitspannen zurückblicken, auf die letzten fünf oder zehn Jahre. Bei kürzeren Zeitspannen trifft das nicht unbedingt zu. Eine Woche oder einen Tag empfindet eine 20-Jährige nicht unbedingt länger als ein 60-Jähriger. Da kommt es sehr stark darauf an, was in dieser Zeit konkret passiert.

Langweilige Zeiten sind in der Erinnerung kurz

Und dabei gibt es noch ein interessantes Phänomen. Psychologen unterscheiden nämlich zwischen der Zeit, die aktuell vergeht, und der Zeit, auf die wir zurückblicken. Ein aufregender zweiwöchiger Urlaub mit vielen eindrucksvollen Erlebnissen vergeht gefühlt recht schnell – in der Erinnerung nehmen diese zwei Wochen aber viel mehr Raum ein, als wenn man dieselben zwei Wochen im Büro verbracht hätte.

Umgekehrt: zwei Stunden im Wartezimmer einer Arztpraxis können sich endlos hinziehen – im Gedächtnis bleiben sie dagegen allenfalls als kurze Momentaufnahme.

Anders ausgedrückt: Langweilige Zeiten sind in der Erinnerung kurz und kurzweilige in der Erinnerung lang – und das gilt für Jung und Alt gleichermaßen.

Dass das Gefühl für Zeit ein subjektives ist, also von verschiedensten Faktoren abhängig ist, ist sicherlich wesentlich für unser Leben. Wenn man diese Untersuchungen, welche absolut nachvollziehbar sind, also in das Alltagsleben überführt, vergeht in unserer 55+ Generation die Zeit gleich schnell oder langsam wie früher, es ist nur abhängig von unserer Aktivität.

Ernährung. Wir reden nicht, wir denken darüber nach und ändern sie

Von allen Seiten hört man über Diäten, Cholesterin, Trigliceride, Harnsäure und vieles mehr. Selbstverständlich gibt es Krankheiten, bei denen Diäten oder Ernährungsumstellungen mit zum Teil gravierenden Eingriffen in die Lebensgewohnheiten notwendig sind. Die klassischen Beispiele sind Zuckerkrankheit, schwere Erkrankungen der Niere und die sich zunehmend zur Volkskrankheit entwickelnde Adipositas. Wir möchten nicht über medizinisch notwendige Diäten schreiben, auch nicht über Sinn und Sinnhaftigkeit von verschiedensten Formen.

Für alles und jedes gibt es Diäten, es gibt Hunderte Bücher zum Thema Ernährung und Diäten. Milliarden werden weltweit für diesen Bereich ausgeben, die Gurus der Ernährung wechseln beinahe im Stundentakt. Im Gegensatz zu meiner Frau bin ich selbst nicht immer das beste Beispiel für ausschließlich gesunde Ernährung. Die Höhen und Tiefen beim Gewicht und meine Ernährungsgewohnheiten begleiteten mich seit Jahrzehnten. Persönlich habe ich meinen individuellen Ernährungsweg gefunden.

Was ist nun Ernährung und Essen? Ist dies einzig und allein Energie, um unseren Körper Notwendiges zuzuführen, oder ist Ernährung und Essen in einem Gesamtkontext zwischen Gesundheit und persönlichem Wohlempfinden zu sehen? Essen ist mehr als die Zufuhr von verdaulichen Substanzen, bloß um zu überleben. Neben den biologischen müssen beim Thema Ernährung auch immer gesellschaftliche und kulturelle Aspekte in Betracht gezogen werden. Allein der Begriff „Essen" hat verschiedene Bedeutungen. Er umfasst Objekte und Praktiken, erscheint inszeniert und extravagant sowie alltäglich und selbstverständlich.

Kultur ist Ernährung – Ernährung ist Kultur

Was wir wann und wo essen, ist heute nur von wenigen Parametern wie der Verdaulichkeit und Verträglichkeit abhängig. Unterschiedliche Ernährungsweisen, wie beispielsweise der Konsum von rohem Fisch, sind vielmehr historisch und kulturell bedingt.

Auch die Art der Verarbeitung und Zubereitung sowie der Ablauf und Zeitpunkt des Verzehrs einer Speise unterliegen kulturspezifischen Regeln und Wertesystemen, in die jeder einzelne hineingeboren wird. Als Kulturtätigkeit erfüllt Essen jedoch gleichzeitig den Zweck, soziale Gemeinschaften mitzuformen, zu erhalten und weiterzuentwickeln und ist somit auch als Kultur gestaltend zu verstehen. Nahrungsordnungen sind dabei keineswegs starr, sondern einer ständigen Veränderung unterworfen, was der Siegeszug von Sushi in Europa verdeutlicht.

Für uns Mitteleuropäer zeigt sich in den letzten Jahren und Jahrzehnten ein starker Wandel in den Ernährungsgewohnheiten. Speziell was die Ernährungsgewohnheiten der Generation 55+ betrifft, sind wir der Überzeugung, dass die bewusste altersgerechte Ernährung immer wichtiger wird.

Essen als soziales Totalphänomen

Der französische Soziologe Marcel Mauss hat schon im Jahr 1923 Essen als soziales Totalphänomen bezeichnet. Denn Ernährung betrifft nicht nur einzelne und abgetrennte Aspekte des individuellen oder sozialen Lebens. Anhand des Studiums von Nahrungsangebot, Nahrungswahl und Essverhalten können unterschiedliche gesellschaftliche Aspekte erforscht werden. Essen ist individuell und kollektiv. In der Ernährung zeigen sich auch Wechselwirkungen zwischen Gesellschaft und Individuum.

Wichtig ist, dass man Essen auch als Genuss sieht, ob allein, mit seinem Partner oder mit Freunden. Ein schöner Abend mit Genuss ist schwer zu überbieten. Was man unter Genuss versteht, ist sicherlich individuell und auch seinem Kulturkreis zuzuordnen. Unstrittig sind die Untersuchungen zum Thema Quantität, Qualität, Flüssigkeitszufuhr und vieles mehr. Lassen Sie uns nun von einem leicht philosophischen sidestep direkt in die Ernährung eintauchen. Wir bemühen uns, Ihnen einfach einige Fakten zu diesem Thema zu übermitteln. Chinesische Weisheiten sind zwar nicht immer das, worauf wir zurückgreifen wollen, aber bereits vor mehreren Tausend Jahren wurde ein Sprichwort geprägt, dass sicherlich heute mehr als nur ein Sprichwort ist:

„Das Abendessen überlasse Deinen Feinden.“

Unser Körper ist entwicklungsgeschichtlich eigentlich nicht dazu gebaut, konstant Nahrung zu uns zu nehmen. Pausen waren immer normal, aus welchen Gründen auch immer. Meine Frau und ich probierten es einfach mal aus – aus dem Probieren wurde ein Dauerzustand. Denn was wir damit erleben, ist hoch spannend.

Nach dem ersten Dinner-Cancelling, etwas mehr als 14 Stunden ohne Kalorienzufuhr, sahen wir uns im Spiegel: wir wirkten jünger, unsere erlaubten 60+ Fältchen waren geringer, wir fühlten uns einfach deutlich wohler, deutlich jünger.

Nach dem ersten Kaffee um 7 Uhr Früh dachten wir uns, bis 11.30 Uhr halten wir es noch aus, das wären beinahe 16 Stunden. Gesagt getan, und wir freuten uns auf die erste echte Mahlzeit. Wir tranken viel Wasser, der langsam aufkommende Hunger pendelte sich ein und die Freude auf unsere erste Mahlzeit nahm zu. Trotz der ungewohnten Situation waren wir voll leistungsfähig.

Als Ärzte kannten wir die Literatur und wussten, dass uns gesundheitlich nichts Schlimmes passieren konnte. Deshalb beschlossen wir, den Versuch über 4 Wochen weiterzuführen. Was da genau passierte beschreiben wir später.

Nach der ersten Euphorie zeigte sich, wir Menschen sind stark von Gewohnheiten abhängig. Dies konnte ich als Psychiater auch häufig bei meinen Patienten erkennen. Wir beide waren das Abendessen gewohnt, manchmal etwas mehr, manchmal gesünder, immer jedoch eigentlich sehr stark der mediterranen Küche verbunden. Diese Art von Küche beschreiben wir später noch genauer. Ich möchte auch nicht verleugnen, dass das ein oder andere Glas Wein immer mal mit dabei war.

Nachdem wir beschlossen hatten, nach 19:30 Uhr nichts mehr zu essen, zeigte uns unser Körper, dass man auch später wieder Hunger bekommt. Das Trinken von Wasser und Kräutertees – alles jedoch ohne Kalorien – verbesserte die Situation massiv. Das Hungergefühl kann somit deutlich überlistet werden.

Aber auch ein zweites Problem mit dem Dinner-Cancelling mussten wir erkennen, das ebenso in der Literatur beschrieben wird. Man wacht mitunter in der Nacht mit massivem Heißhunger auf, der vertraute und schlafwandlerische Weg zum Kühlschrank ist dabei wirklich schwierig zu verhindern. Um dieses Problem zu verstehen, folgt kurz wieder etwas aus der Medizin.

Der Heißhunger entsteht durch Zuckermangel im Gehirn, der Magen wird aufgefordert, nach Nahrung zu schreien. Eine geringe Zufuhr von Kohlenhydraten unmittelbar vor dem Schlafengehen verhindert die Wanderung zum Kühlschrank. Ein kleines Stück Schokolade oder ein Teelöffel Honig verhindert dies. Es ist ein Kompromiss, der jedoch das Dinner-Cancelling nicht schmälert. Als Neurologe und Psychiater ist es mir wohlbekannt, dass das Gehirn mitspielen muss. Glauben Sie mir, das

Gehirn wird dann glücklich, wenn es uns von Tag zu Tag besser geht. Und auf einmal sagt es zu uns „Halte die 16 Stunden ein!"

Ein noch nicht vollkommen geklärtes Phänomen ist, dass sich der Körper durch Hungerzustände leichter von bösartigen Zellen verabschiedet. Warum das so ist, wissen wir jedoch noch nicht genau. Wahrscheinlich ist dies auch die Erklärung für jenes Phänomen, vor dem die Altersforschung staunend steht. Eine der wenigen Möglichkeiten, das Leben zu verlängern, besteht im Verzicht auf Kalorien, aber auch auf das Thema körperliche Aktivität dürfen wir nicht verzichten.

Eine weitere Erklärung für den lebensverlängernden Effekt des abendlichen Fastens liegt in einem anderen biologischen Mechanismus: unser Körper produziert permanent Proteine, die Muskel aufbauen, Organe bilden, die aber auch für die Synthese (Aufbau) von Hormonen und Immunglobulinen unverzichtbare Voraussetzungen sind. Proteine sind Eiweißkörper, die einer komplizierten Struktur unterliegen und, nachdem sie die Zellfabrik verlassen, erst in ihre endgültige Form gebracht werden.

Aber es gibt noch andere Gründe, welche die Akzeptanz des Gehirns zum abendlichen Fasten verbessern.

Der Schlaf

Ca. 50 Prozent der Generation 55+ klagen über Schlafstörungen. Dieses Problem wird häufig medikamentös gelöst, mit all den Problemen, die schlafanstoßende und fördernde

Medikamente mit sich bringen. Melatonin ist ein wichtiges, auch für die Schlafsteuerung notwendiges Hormon, welches hauptsächlich in den Nachtstunden in hohen Mengen von der Epiphyse, (Zirbeldrüse) des Gehirns produziert und freigesetzt wird. Ein leerer Magen regt das Gehirn an und vermehrt die Melatoninbildung, was mit der allgemeinen Erfahrung übereinstimmt, dass man mit leerem Magen besser schläft als mit vollem.

Das verjüngende, lebensverlängernde Dinner-Cancelling hat allerdings einen großen Gegner: die Berufstätigkeit, beziehungsweise unsere gesellschaftlich-sozialen Strukturen. Das berufliche Umfeld aber auch soziale Verpflichtungen erschweren dies vielfach. Deshalb ist das Dinner-Cancelling für die Generation 55+ ideal. Vieles was es in jüngeren Jahren erschwert, ist für diese Gruppe leichter möglich. Selbstverständlich sind auch Kompromisse möglich, wie zum Beispiel an zwei Tagen in der Woche das Abendessen reduziert. Entscheidend ist die Kalorienreduktion. Dies ist zwar nicht optimal, aber…

Die mediterrane Küche – wir reden nicht, wir schmecken sie

Die Mediterrane Küche ist für uns nicht nur aufgrund unserer eigenen Ernährung ein großes Thema, ihr positiver Einfluss wurde auch in wichtigen wissenschaftlichen Untersuchungen bestätigt. Zumindest sterben im mediterranen Raum bei Weitem weniger Menschen an Bluthochdruck oder an einem Herzinfarkt als in nordeuropäischen Ländern. Die mediterrane Küche bietet eine gute Möglichkeit, um Herz–Kreislauf–Erkrankungen und Typ-2-Diabetes zu verhindern oder zumindest günstig zu beeinflussen. Wie bei vielen Themen des Lebens ist das persönliche Wohlempfinden jedoch ein entscheidender Faktor.

Forscher des University College London sind der Meinung, dass die Qualität der Ernährung hier eine bedeutende Rolle spielt und Gebrechlichkeit im Alter deutlich verzögern kann. Die Wissenschaftler rund um Dr. Kate Walters und Dr. Gotaro Kojima analysierten sämtliche Studien mit insgesamt 5.789 Teilnehmern (Adherence to Mediterranean Diet Reduces Incident Fraility Risk 2018 Journal of the American Geriatric Society), die in der Vergangenheit den Zusammenhang zwischen Gebrechlichkeit im Alter und der mediterranen Ernährung untersucht hatten.

Dabei zeigt sich ganz klar, dass ältere Menschen, die sich mediterran ernähren ein geringeres Risiko haben, gebrechlich zu werden", erklärt Dr. Walters.

> **„Menschen, die sich am strengsten an den Richtlinien der mediterranen Ernährung orientieren, haben im Vergleich zu jenen, die dies am wenigsten tun, ein weniger als halb so großes Risiko, in einem bestimmten Zeitraum gebrechlich zu werden."**

Die gesunde obst- und gemüsereiche Ernährung scheint älteren Menschen dabei zu helfen, Muskelkraft zu bewahren und aktiv zu bleiben. Sie verleiht mehr Energie und erlaubt es, ein angenehmes und gesundes Älterwerden zu erleben.

Eine weitere, noch immer aktuelle Studie ist die US Health Professional Study. Die Studie wurde an 44.000 Männern und 75.000 Frauen durchgeführt. Das Ergebnis: Die Personen, die sich mit einer mediterranen Kost ernährten, hatten ein mehr als 50 Prozent verringertes Risiko für Herz-Kreislauferkrankungen als jene Studiengruppe, die sich weiterhin mit fetthaltiger Milch, Pommes, leckeren Desserts und Süßigkeiten ernährten. Zusätzlich konnte festgestellt werden, dass Blutzucker und Cholesterin durch die mediterrane Kost gesenkt wurden.

Wer glaubt, dass diese gesunde Ernährung asketisch ist und mehr mit Verzicht zu tun hat, irrt.

Was macht die bewiesenermaßen gesunde Mittelmeerküche aus?

Die entscheidenden Merkmale der mediterranen Kost sind hohe Anteile an pflanzlicher Nahrung, wie Obst, Gemüse, Hülsenfrüchte und Salat. Weiters eher Fisch als Fleisch, verfeinert mit Kräutern und Olivenöl, statt mit Butter und Sahne.

Pasta, Obst, Gemüse, Fisch

Ballaststoffreiche Lebensmittel sind ein wichtiger Baustein gesunder Ernährung. Grundlagen der mediterranen Küche sind stärkehaltige und ballaststoffreiche Nahrungsmittel wie Kartoffeln, Nudeln, Polenta, Reis und Brot.

Am wichtigsten sind jedoch Obst, Gemüse, Nüsse und Hülsenfrüchte. Tierisches Eiweiß kommt vor allem in Form von Fisch und Meeresfrüchten auf den Tisch, aber auch Joghurt und Käse von Schaf und Ziege gehören dazu. Fleisch und Eier gibt es nur in Maßen. Die auch für uns notwendigen Fette werden hauptsächlich in Form von Olivenöl zugeführt.

Das Wohlfühlen, die Lebensqualität darf nicht zu kurz kommen, weshalb man in der mediterranen Küche auch nicht auf ein gelegentliches Gläschen Wein verzichtet. Außerdem wurde bereits nachgewiesen, dass eine mediterrane Ernährung das Risiko einer Makuladegeneration (Erkrankung mit der Gefahr des Erblindens) reduzieren kann. Sie vermindert das Risiko um bis zu 35 Prozent (Studie im US Magazin Ophthalmology, 2020). Diese Augenkrankheit tritt ebenfalls im höheren Alter auf, schränkt die Sehfähigkeit stark ein und fördert die Gebrechlichkeit eines Menschen. Auch das Risiko von Gebärmutterkrebs sinkt, wenn man gerne mediterran isst. Diese sicherlich sehr gefährliche Krebsform kann durch mediterrane Ernährung um bis 57 Prozent gesenkt werden. Dies wurde in einer Studie mit Daten von mehr als 5.000 Frauen aus Italien und der nachgewiesen (Mediterranean diet and risk of endometrial cancer: a pooled analysis of three Italian case-control studies, 2015)

Lassen Sie uns einige Zahlen aus dieser Studie nennen, die äußerst interessant sind. Sie lassen sich sicherlich nicht auf andere Krankheitsbilder projizieren, sollen aber zum Nachdenken anregen: Man untersuchte, wie sich die einzelnen Frauen ernährten bzw. in den letzten Jahren ernährt hatten. Die Studienfragen wurden anhand von neun Kriterien gestellt. Wurden alle neun eingehalten, war dies eine nahezu perfekte mediterrane Ernährung.

Neun Kriterien der mediterranen Ernährung:

1. Hoher Verzehr von Gemüse
2. Hoher Verzehr von Früchten und Nüssen
3. Hoher Verzehr von Hülsenfrüchten
4. Hoher Verzehr von Vollkornprodukten und Kartoffeln
5. Hoher Verzehr von Fisch
6. Hoher Verzehr von einfach ungesättigten Fettsäuren (Olivenöl)
7. Wenig Alkohol
8. Wenig Fleisch
9. Wenige Milchprodukte

Man stellte fest, dass jene Frauen, die zwischen sieben und neun dieser Punkte befolgten, ihr Gebärmutterrisiko um 57 Prozent reduzieren konnten.

Frauen, die nur sechs der genannten Punkte befolgten, minderten ihr Gebärmutterkrebsrisiko um 46 Prozent, während Frauen, die fünf Richtlinien umsetzten konnten, ihr Risiko, an Gebärmutterkrebs zu erkranken, immer noch um 34 Prozent reduzierten.

Um das Tun noch etwas leichter zu machen

Aufgrund der Wichtigkeit erlauben Sie uns noch etwas Wissenschaftliches zu berichten, das dazugehörige Kochbuch zur mediterranen Küche kommt demnächst. Die Untersuchungen, die wir Ihnen noch zeigen möchten, wurden von der Harvard School of Public Health publiziert, einer der renommiertesten wissenschaftlichen Institutionen weltweit. Der Grundgedanke dieser Studie war es, sich die traditionelle Ernährung in Mittelmeerländern wie Spanien, Italien, Griechenland, Marokko, Tunesien, Ägypten und Israel genauer anzusehen. Im Zeitraum der Untersuchung wiesen diese Länder niedrige Raten chronischer Krankheiten und eine überdurchschnittliche Lebenserwartung für Erwachsene auf, obwohl sie nur begrenzten Zugang zur Gesundheitsversorgung hatten. Es wurde angenommen, dass die Ernährung – hauptsächlich Obst und Gemüse, Bohnen, Nüsse, Vollkornprodukte, Fisch, Olivenöl, kleine Mengen Milchprodukte und Rotwein – zu ihren gesundheitlichen Vorteilen beitrug. Die Studie hob auch die tägliche Bewegung und die positiven sozialen Aspekte des gemeinsamen Essens hervor.

Die Forschung hat bereits durchwegs gezeigt, dass die mediterrane Ernährung das Risiko von Herz-Kreislauf-Erkrankungen und die Gesamtsterblichkeit wirksam reduziert. Eine Studie mit fast 26.000 Frauen ergab, dass diejenigen, die sich an diese Art der Ernährung hielten, im Laufe von 12 Jahren ein um 25 Prozent geringeres Risiko hatten, an Herz-Kreislauf-Erkrankungen zu erkranken. Ein interessantes Ergebnis dieses Ernährungsplans: er räumt mit dem Mythos auf, dass Menschen mit Herzerkrankungen oder mit einem Risiko für selbige eine fettarme Ernährung einhalten müssen. Obwohl es wichtig ist, welche Art von Fetten verzehrt wird, ist der Prozentsatz der Kalorien aus Fett ein geringeres Problem. Die PREDIMED-Studie, eine Primärpräventionsstudie, (Primärprävention bedeutet Möglichkeiten von Krankheiten zu verhindern) an der Tausende von Menschen mit Diabetes oder anderen Risikofaktoren für Herzerkrankungen teilnahmen, ergab, dass eine mediterrane

Ernährung, ergänzt mit extra nativem Olivenöl oder Nüssen, selbst ohne Fett- und Kalorienbeschränkungen die Sterblichkeitsrate durch einen Schlaganfall um etwa reduzierte 30 Prozent. Die meisten Nahrungsfette waren gesunde Fette, wie die aus fettem Fisch, Olivenöl und Nüssen, aber die Gesamtfettaufnahme war mit 39-42 Prozent der gesamten täglichen Kalorien großzügig und damit viel höher als die Richtlinie von 20-35 Prozent Fett vom Institut für Medizin angegeben. Das Risiko für Typ-2-Diabetes wurde in der PREDIMED-Studie ebenfalls reduziert.

Das wissenschaftliche Interesse an den Auswirkungen der Ernährung auf das Altern und kognitive Funktionen ist ebenfalls gestiegen. Zellschäden durch Stress und Entzündungen, die zu altersbedingten Krankheiten führen können, wurden mit einem bestimmten Teil der DNA, den Telomeren, in Verbindung gebracht. Diese Strukturen verkürzen sich auf natürliche Weise mit dem Alter, ihre Länge kann die Lebenserwartung und das Risiko der Entwicklung altersbedingter Krankheiten vorhersagen. Lange Telomere gelten als Schutz vor chronischen Krankheiten und früherem Tod, während kurze Telomere das Risiko erhöhen.

Gesunde Essgewohnheiten wie die mediterrane Ernährung können die Länge der Telomeren schützen. Dies wurde in einer großen Studie von 4.676 gesunden Frauen mittleren Alters aus der Nurses' Health Study gezeigt, bei dem Teilnehmer, die sich genauer an die mediterrane Ernährung hielten, eine längere Telomerlänge aufwiesen. Eine weitere Nurses' Health Study mit

10.670 Frauen im Alter von 57 bis 61 Jahren beobachtete die Auswirkungen von Ernährungsgewohnheiten auf das Altern. Gesundes Altern wurde dabei als ein Alter von 70+ Jahren ohne chronische Krankheiten (z. B. Typ-2-Diabetes, Nierenerkrankungen, Lungenerkrankungen, Parkinson-Krankheit, Krebs) oder größere Verschlechterungen der psychischen Gesundheit, Kognition und körperlichen Funktion definiert. Die Studie ergab, dass Frauen, die einem mediterranen Ernährungsmuster folgten, mit 46 Prozent höherer Wahrscheinlichkeit gesund altern. Die erhöhte Aufnahme von pflanzlichen Lebensmitteln, Vollkornprodukten und Fisch sowie der moderate Alkoholkonsum und der geringe Genuss von rotem und verarbeitetem Fleisch soll laut Forschern zu diesem Ergebnis beigetragen haben.

Wir sind der Überzeugung, dass man zum Thema mediterrane Ernährung gar nicht mehr sagen muss, die Studiendaten belegen es mehr als eindeutig. Sicherlich ist es eine Abkehr von unseren lieb gewonnen Ernährungsgewohnheiten. Keine Angst, auch wir sind nicht puristisch, aber entscheidend ist, wie oft man die klassische Küche zu sich nimmt. Oder wie schon Paracelsus sagte „die Dosis macht das Gift."

Nahrungsergänzungsmittel

Der Lebensstil kann vieles verbessern. Gerade in unserer Generation 55+ kann er das Leben lebenswerter machen, aber alles ist nicht möglich. Erfreulicherweise gibt es bereits seit Langem Möglichkeiten, dies mit natürlichen Substanzen zu unterstützen. Nicht das Älterwerden überlisten, sondern Substanzen zuführen, welche die Zellregeneration verbessern und die Zellalterung verlangsamen. Aber auch Substanzen, die im Rahmen des Älterwerdens in zu geringem Ausmaß gebildet werden und neben vielen anderen Faktoren unsere gesunde Lebenserwartung erhöhen und somit die Lebensqualität, die Selbständigkeit und das Wohlempfinden verlängern und verbessern können.

Lassen Sie uns nun in diesem Teil einige Nahrungsergänzungsmittel beschreiben, von denen wir überzeugt sind, dass sie die Lebensqualität, aber auch die gesunde Lebensspanne verbessern können. Uns ist bewusst, dass – wie vieles in der Medizin – auch im Bereich der Nahrungsergänzungsmittel vieles teilweise konträr diskutiert wird. Dies hält uns jedoch nicht davon ab, voll hinter diesen Aussagen zu stehen. Denn die Vorteile verschiedenster Nahrungsergänzungsmittel lassen sich mit vielen Daten belegen.

Im Rahmen dieses Buches beschreiben wir folgende Substanzen und Nahrungsergänzungsmittel:

- DHEA
- Q10
- NADH/NMN
- Spermidin
- Resveratrol

Dehydroepiandrosteron (DHEA)

DHEA (Dehydroepiandrosteron) ist eine Hormonvorstufe und für uns eine der spannendsten Substanzen. DHEA wird in jedem Körper gebildet. Aus dieser Vorstufe können sowohl Testosteron als auch Östrogene gebildet werden. Wir möchten bewusst nicht auf alle Details der Stoffwechselwirkung eingehen, denn speziell hormonelle Stoffwechsel sind äußerst komplex.

Im Wissen der Gesamtwirkung nehmen meine Frau und ich DHEA seit Längerem ein, da wir aufgrund unseres Alters von der Wirkung auf unsere Gesundheit überzeugt sind. Wir behandeln damit nichts, wir führen nur das zu, was uns aufgrund unseres Alters zunehmend fehlt.

> **Bei DHEA nimmt die Konzentration im Blut bis zum 60 Lebensjahr um das Dreifache gegenüber dem 20 Lebensjahr ab.**

Auch Stress, Rauchen, Übergewicht reduziert den DHEA-Spiegel mit all seinen negativen Auswirkungen. In den USA hat

DHEA den Ruf eines Jungbrunnen-Hormons und wird millionenfach rezeptfrei in den dortigen Drugstores verkauft.

Mittlerweile weiß man, dass DHEA nicht nur als Baustein sowohl für Testosteron als auch für Östradiol dient, sondern dass es in unserem Körper in den meisten Organen eigene DHEA-Rezeptoren gibt, die weit über die Wirkung dieses Bausteines hinausgehen. Durch verschiedenste Forschungsarbeiten weiß man, dass DHEA auch eine direkte Wirkung auf die Gefäßwände hat und somit zu Durchblutungssteigerung beiträgt. (Liu D, Dillon JS. 2002. Dehydroepiandrosterone activates endothelial cell nitric-oxide synthase by a specific plasma membrane receptor coupled to Ga i2,3. J Biol Chem 277:21379-21388)

Diese Wirkung auf die Gefäßendothelfunktion (Endothel ist die Gefäßinnenwand) ist u.a. darauf zurückzuführen, dass unter DHEA die Konzentrationen des so genannten Plasminogen-Aktivator-Inhibitors (PAI-1) gesenkt werden. PAI-1 ist eine die Gefäßwand schädigende Substanz, die normalerweise in verkalkten und somit geschädigten Gefäßen vermehrt gebildet wird und weitere Gefäßkomplikationen wie Herzinfarkt und Schlaganfall begünstigt.

Die Gefäßwirkung wurde auch an klinisch relevanten Studien bestätigt (Berr, C. Proc Natl Acad Sci USA 93, 13410-13415, 1996). Männer mit niedrigen DHEA-Werten wiesen nach zwei und vier Jahren Beobachtungszeit eine signifikant höhere kardiovaskuläre Sterblichkeit auf, als solche mit normalen DHEA(S)-Spiegeln.

Weitere wichtige Untersuchungen zeigten, dass eine Substitution von DHEA bei erniedrigten DHEA-Werten zu einer signifikanten Abnahme des Fettgewebes sowie zu einer Senkung der Insulinspiegel führte und damit die Insulinresistenz herabsetzte (Villareal, D.T. et al, JAMA 2004, 292, 2243-2248).

Schließlich scheint DHEA auch positive Eigenschaften bezüglich Gehirn- und Nervenfunktionen zu besitzen: Es erhöht die Nervenaktivität und besitzt Nerven schützende Eigenschaften. Es hat außerdem stimmungsaufhellende und antidepressive Eigenschaften. Im Tierversuch verbesserte DHEA signifikant die kognitiven Eigenschaften (Wolf, T. and Kirschbaum, C.: Brain Research Reviews 30, 264-288, 1999).

Bereits zuvor konnten Morales et al in einer Placebo kontrollierten Studie mit 50 mg DHEA über sechs Monate gegeben, nachweisen, dass es in der DHEA-Gruppe zu einem verbesserten Wohlempfinden (physisch und psychisch) bei 67 Prozent der Männer und 82 Prozent der Frauen kam. Nebenwirkungen der DHEA-Therapie wurden hierbei nicht beobachtet. (Quelle: Morales, A.J. et al, J Clin Endocrinol Metab. 1994, 78, 1360-1367).

Schlussfolgerungen zu DHEA

Die derzeitige, im Detail geschilderte Datenlage spricht eindeutig dafür, dass DHEA auch ein eigenständiges Hormon mit eigenständigen biologischen Wirkungen ist, und nicht nur ein Vorhormon von Testosteron. Hierbei sind insbesondere die positiven Wirkungen von DHEA auf Gefäße, Nerven und

Gehirnleistung sowie auf das allgemeine Wohlbefinden hervorzuheben. Verschiedenste Studien zeigen, dass Männer mit niedrigen DHEA-Werten ein höheres kardiovaskuläres Risiko wie Herzinfarkte und Schlaganfälle zeigen. Unter einer DHEA-Substitutionstherapie steigen bei Männern neben den DHEA-S-Werten auch die 17 Beta Östradiol-Werte an, was meist ein gewünschter Nebeneffekt ist. Bei Frauen hingegen steigen unter DHEA–Therapie die Testosteronwerte, was manchmal unerwünschte Nebenwirkungen wie leichte Vermännlichungserscheinungen (z.B. Bartwuchs) mit sich bringen kann, in Abhängigkeit von der Höhe des jeweiligen Testosteronspiegels. Bezüglich der Prostata hat DHEA keine Nebenwirkungen. In den wenigen hierzu publizierten Studien stiegen die PSA-Werte jedenfalls nicht an.

Chronische Müdigkeit, und eventuell Depressionen, können mit DHEA-Mangel in Zusammenhang stehen.

Im Rahmen einer Studie wurden 39 Patienten mit chronischem Müdigkeitssyndrom und niedrigen DHEA-Spiegeln eingeschlossen. Die DHEA-Substitution verbesserte ihre Beschwerden, wie auch ihre Stimmung und ihr Wohlbefinden.

Coenzym Q10

Lassen Sie uns nun zu einem weiteren wesentlichen Nahrungsergänzungsmittel gehen. Dies wird sehr häufig in der Kosmetikindustrie zur Vorbeugung von Falten genutzt, ist jedoch deutlich mehr. Q10 wird vom Körper selbst produziert, insbesondere in den Leberzellen, und für die körpereigene Energiegewinnung benötigt. Q10 wird aber auch über die Nahrung aufgenommen. Q10 ist besonders in tierischen Lebensmitteln enthalten, da Tiere in ihren Zellen – genau wie in unseren Zellen – ebenfalls das Coenzym Q10 bilden können. In Zeiten von zunehmender Skepsis gegenüber tierischen Nahrungsmitteln kann es sehr wohl zu einem Mangel an Coenzym Q10 kommen. Deshalb wird Nahrungsergänzung immer bedeutender. Coenzym Q10 ist unersetzlich für die Energieversorgung unseres Körpers. In allen unseren Körperzellen befinden sich kleine Energiekraftwerke, die so genannten Mitochondrien. In diesen Mitochondrien können Nährstoffe (Kohlenhydrate, Fette, Proteine), die wir mit der Nahrung zu uns nehmen, mit Hilfe von Sauerstoff und zahlreichen Enzymen und in vielen Einzelschritten in ATP umgewandelt werden. ATP (Adenosintriphosphat) ist der Energiespeicher unserer Zellen.

Das Fehlen von Q10 hat noch einen weiteren negativen Effekt: bei einem vorliegenden Mangel an Coenzym Q10 werden vermehrt freie Radikale gebildet. Freie Radikale sind in zu großen Mengen schädlich für unsere Zellen, da sie Zellmembranen und andere Zellbestandteile angreifen und zerstören können. Freie Radikale tragen zu einer schnelleren Zellalterung bei und somit zur Alterung des Menschen. Coenzym Q10 kann schädliche freie Radikale abfangen. Daher übernimmt das Coenzym Q10 nicht nur eine wichtige Aufgabe für die Energieversorgung, sondern auch für die gesamte Zellgesundheit.

Coenzym Q10 für ein junges Hautbild

Die körpereigene Produktion von Coenzym Q10 lässt mit

steigendem Alter nach, wodurch auch die Produktion freier Radikale ansteigt. Freie Radikale lassen unsere Hautzellen schneller altern, weshalb im Umkehrschluss eine ausreichende Q10-Versorgung über die Nahrung oder über Nahrungsergänzungen die Hautalterung stoppen kann.

Natürlich gibt es auch pflanzliche Nahrungsmittel (wie zum Beispiel Nüsse, Zwiebeln, Jungspinat oder Pflanzenöle wie Sesamöl), welche Coenzym Q10 enthalten. Da diese Substanz sehr empfindlich gegenüber Hitze und Licht ist, wird die Aufnahme über pflanzliche Nahrungsmittel deutlich erschwert. Als Ärzte sehen wir die Notwendigkeit einer ausreichenden Versorgung mit Coenzym Q10. Wir möchten jedoch bewusst nicht auf einzelne Organe und Organsysteme eingehen, da die Studienlage nicht immer komplett eindeutig ist. Bewiesen ist, dass ein Mangel einen Einfluss auf Gefäßverkalkungen, Zuckerkrankheit, Herzschwäche, Muskelerkrankungen und Lungenerkrankungen haben kann.

NADH – Nicotinamidadenindinukleotidhydrid

NADH ist ein natürlich im Körper vorkommender Stoff. Das als Nahrungsergänzungsmittel eingesetzte NADH wird aus Bierhefe gewonnen, in der dieser Stoff ebenfalls natürlich vorkommt. Er wurde sogar zuerst in Hefekulturen nachgewiesen, lange bevor seine Funktion für den menschlichen Körper nachgewiesen wurde.

NADH – bzw. NAD – wurde erstmals 1906 von Arthur Harden

and William John Young in Hefe nachgewiesen. Heute wird NADH meist als Coenzym 1 bezeichnet. Es kommt in jeder menschlichen Zelle vor. Seit seiner Entdeckung nehmen die Forschungen zu NADH stetig zu.

NADH in Lebensmitteln

NADH ist wichtig für den Zellstoffwechsel. Das gilt für menschliche Zellen, aber auch für tierische. In Pflanzen kommt NADH nicht im gleichen Maße vor. Grund dafür ist, dass sich Pflanzen nicht viel bewegen und sie darum auch einen niedrigeren Bedarf an NADH haben als Tiere.

Den höchsten NADH-Gehalt in der Tierwelt findet man bei Geflügel – im Herzen sowie im Muskelfleisch unter den Flügeln. Wer sich jetzt fragt, ob man nicht anstelle der Einnahme von Tabletten, Kapseln oder Ähnlichem auch einfach Fleisch essen könnte, den müssen wir leider enttäuschen. Da das NADH ein so labiler Stoff ist, wird er beim Verzehr durch die Magensäure fast vollständig zerstört, sodass der Körper über die Nahrung eigentlich kaum NADH aufnimmt.

Wirkung von NADH auf den menschlichen Organismus

NADH hat im Körper eine Vielzahl an Funktionen, die gestört sein können, wenn die Versorgung mit NADH nicht ausreicht. Im Laufe des Lebens kann die Menge an im Körper produzierten NADH abnehmen. NADH ist ein Brennstoff für die Energieproduktion in den Zellen. Fehlt das NADH, hat die Zelle weniger Energie zur Verfügung. Je mehr Energie sie hat, desto besser ist ihre Funktionsfähigkeit. Auch ihre Lebensdauer erhöht sich bei hohem NADH-Level. NADH hat die Funktion, Schäden an den Zellen zu regenerieren und vor Schäden zu schützen. Weil NADH die Reduktions- und Oxidationsvorgänge in den Zellen antreibt wie kein anderer Stoff, gilt es als das wichtigste Coenzym sowie ein außergewöhnlich starkes Antioxidans. Als solches hilft NADH, Körperzellen vor oxidativem Stress und Schäden zu schützen. Das gilt sowohl für Zellen im Körper, aber natürlich auch für die Haut. Innen wie außen beugt NADH also vorzeitigen Alterungsprozessen vor.

Stärkt das Immunsystem

NADH kann Untersuchungen zufolge die Biosynthese von Interleukin-6 im Blut um ein Vielfaches steigern. Interleukine sind körpereigene Botenstoffe der Zellen des Immunsystems. Interleukin-6 ist relevant als entzündungshemmender Stoff.

Erhöht Dopamin und Sexualfunktionen

Dopamin ist ein entscheidender Stoff, der im Körper unter anderem wichtig ist für die Sexualfunktionen (die Libido), aber auch generell für das Wachstum und die Regeneration von Zellen und Gewebe.

Verbessert die Durchblutung aller Organe

Bei Durchblutungsstörungen kann NADH helfen und so vor

diversen Krankheiten schützen. NADH stimuliert die Nitroxid-Produktion und verbessert dadurch die Durchblutung aller Organe (insbesondere von Herz und Hirn). Eine gute Durchblutung des Körpers ist essenziell für die Gesundheit.

Folgen bei NADH-Mangelerscheinung

Nach außen zeigt sich ein Mangel an NADH vor allem in Müdigkeit, Mattigkeit und Erschöpfung. Oftmals wird der Mangel jedoch auch gar nicht wahrgenommen, oder einfach auf das Alter oder zu viel Arbeit und Stress zurückgeführt. Ob ein NADH-Mangel vorliegt oder nicht, zeigt sich recht schnell. Bei regelmäßiger Einnahme sollten nach spätestens zwei bis drei Wochen die Symptome deutlich besser sein.

Die wichtigsten Anwendungsgebiete für NADH

Bei NADH ist die Wirkung ausgesprochen vielfältig. Das liegt jedoch nicht daran, dass es sich um ein „Wundermittel" handelt. Es liegt schlicht daran, dass NADH als Coenzym am Energiestoffwechsel der Zelle maßgeblich beteiligt ist. Und wenn dieser gut funktioniert, hat dies eine sehr vielfältige, positive Wirkung auf den ganzen Körper. Von daher sollte man die Wirksamkeit von NADH nicht unterschätzen.

Anwendung von NADH bei gesunden Menschen

Im Rahmen einer Studie zu Menschen mit Chronischem Müdigkeitssyndrom wurde jedoch festgestellt, dass die Teilnehmer auch signifikant an Gewicht verloren. Ob dies jedoch auf die Einnahme von NADH oder auf die erhöhte Aktivität zurückzuführen ist, ist noch unerforscht. Es steht jedoch zu vermuten, dass NADH jedenfalls mittelbar zu einer Gewichtsreduktion führt, indem die körperliche Leistungsfähigkeit gesteigert wird.

NADH zur Erhöhung der körperlichen Leistung

Leistungstiefs können verschiedene Ursachen haben. Sie zeigen sich oft in körperlicher oder mentaler Erschöpfung und Müdigkeit. Hier kann NADH schnelle Abhilfe schaffen. Die Wirkungsweise ist dieselbe wie bei der Bekämpfung von Jetlag.

NADH zur Steigerung der Hirnleistung

Es gibt immer Momente, wo unser Hirn besonders gefordert ist. Dabei kann eine kurzfristige Gabe von NADH helfen. Besonders bewährt hat sich der Einsatz von Lutschtabletten, die schnell wirken und für etwa fünf bis sechs Stunden die mentale Präsenz nachhaltig steigern können.

NADH bei Jetlag

Viele aus unserer Generation reisen sehr gerne, wobei Zeitverschiebungen immer zu einer Belastung führen können. NADH wird häufig bei Airlines von Piloten und Stewardessen eingesetzt, die oft durch verschiedene Zeitzonen reisen. Diese Zeitverschiebung führt zu Schlafdefizit, Störung des Schlafrhythmus und in der Folge zu Leistungstiefs. Hier kann NADH schnelle Abhilfe schaffen.

NADH – regeneriert die Zellen

NADH sorgt für eine strahlendere, straffere und jünger aussehende Haut. NADH repariert geschädigte Hautzellen und energetisiert ebenso alternde Zellen. Zellalterung kann, innen wie außen, zu einem vorzeitigen Alterungsprozess führen. Nach außen sichtbar wird dies auf der Haut. Sie wird schlaff und faltig. NADH äußerlich als Creme angewendet werden, um Feuchtigkeit zu spenden und die Haut optisch zu verjüngen.

Zusammenfassung NADH – warum wir es brauchen

NADH ist ein körpereigener Stoff, der auch in allen anderen Lebewesen vorkommt, und als Coenzym eine wichtige Funktion für den Zellstoffwechsel hat. So sorgt das Coenzym 1/NADH, dafür, dass in den Zellen mehr Energie zur Verfügung steht, was sich bei gesunden Menschen, aber auch bei besonderen Krankheitsbildern wie dem CFS, in einer Steigerung der physischen wie mentalen Leistungsfähigkeit bemerkbar macht.

UV-Strahlen, radioaktive Strahlen und anderen Umwelteinflüssen können unsere DNA schädigen.

Zugleich ist NADH in der Lage, Zellen zu regenerieren, beschädigte DNA zu reparieren und Schadstoffe zu binden. Bei der Einnahme von NADH zeigen sich keinerlei Nebenwirkungen, auch Wechselwirkungen sind keine bekannt. All dies macht NADH zu einem rundum gesunden Nahrungsergänzungsmittel, das vielen Menschen helfen kann, ein erfüllteres, gesünderes Leben zu führen.

Wie nehmen wir nun am einfachsten NADH auf? Der menschliche Körper ist in allen seinen Funktionen ein äußerst komplexes Gebilde. Speziell auch bei der Aufnahme von Substanzen über den Darm. Um die Aufnahmeprozesse zu erleichtern, ist es empfehlenswert, eine Vorstufe des NADH, nämlich das NMN (Nicotinamid Mononucleotid), einzunehmen, das direkt in NADH umgewandelt wird.

Spermidin

Was ist Spermidin und wo kommt der Stoff vor?

Spermidin ist ein Stoff (ein sog. Polyamin), der sowohl in der Nahrung vorkommt als auch im Körper selbst gebildet wird – einerseits in den Zellen selbst, aber auch von manchen Darmbakterien. Lassen Sie uns als Ärzte auch den Namen erklären: der Name Spermidin stammt von Sperma, denn Sperma ist ganz besonders reich an Spermidin. Forscher der Universität Innsbruck veröffentlichten in Zusammenarbeit mit der MedUni Graz eine Studie zu Spermidin (Higher Spermidin intake is linked to lower mortalty, S. Kiechl Am J Clin Nutr. 2018). Die Wissenschaftler stellten anhand von 829 Teilnehmern (zwischen 45 und 84 Jahren) fest, dass eine spermidinreiche Ernährung auch beim Menschen mit einer höheren Lebenserwartung im Zusammenhang zu stehen scheint. Jene Teilnehmer, die über ihre Ernährung viel Spermidin zu sich nahmen, hatten ein geringeres Risiko, im 20-jährigen Beobachtungszeitraum der Studie zu versterben als Teilnehmer, die eher spermidinarm aßen. Es zeigt sich ein Überlebensvorteil von etwa 5 Jahren.

Mit fortschreitendem Alter nimmt die körpereigene Spermidinproduktion ab. Umso wichtiger ist es dann, spermidinreich zu essen, beziehungsweise Spermidin über Supplements zuzuführen.

Besonders spermidinreich gelten laut den Innsbrucker Forschern Vollkornprodukte, Erbsen, Äpfel, Salat, Nüsse, Kartoffeln und gereifter Käse. Spermidin aktiviert das Entschlackungsprogramm der Zelle. Spermidin kann die Autophagie anregen, ein Selbstreinigungsprozess der Zelle. Bei der Autophagie werden nicht mehr benötigte Zellbestandteile abgebaut und verwertet. Weil die Autophagie im Alter schwächer wird, treten unter anderem im Alter auch vermehrt Krankheiten auf. Diese Autophagie wird auch durch Intervallfasten (zu diesem Thema schreiben wir noch im Kapitel Ernährung) aktiviert. Auch nach anstrengender sportlicher Aktivität steigt das Spermidin im Körper, um Muskelzellen zu bilden oder zu reparieren. Die vermehrte Aufnahme von Spermidin, zum Beispiel auch durch Nahrungsergänzungsmittel, signalisiert der Zelle, den Selbstreinigungsprozess zu starten.

Spermidin und der Schutz vor Alzheimer

Aus Tierstudien von 2013 und 2017 der Universität Graz und der Freien Universität Berlin erkannte man, dass allein das Füttern von Spermidin bei der Fruchtfliege vor altersbedingten Gedächtnisstörungen schützen kann. Auch wenn die Fruchtfliege mit dem Menschen nicht viel gemeinsam zu haben scheint, so betont Professor Dr. Frank Madeo, Molekularbiologe und Altersforscher an der Uni Graz, dass der Alterungsprozess des Fliegengehirns mit jenem unseres Gehirns vergleichbar sei. Die dank des Spermidins aktivierte Autophagie führt zu einem regelmäßigen Abbau von Ablagerungen im Gehirn und verhindert so die Alterung der Synapsen. Synapsen sind die Verbindungsstellen zwischen den Nervenzellen. Sie sorgen dafür, dass all die Milliarden Nervenzellen in unserem Gehirn in ständiger Kommunikation stehen, Informationen verarbeiten, speichern und auch wieder abrufen können.

Für mich als Neurologen besonders wichtig und interessant ist es, dass es klare Hinweise dafür gibt, dass Spermidin bei Demenz ein wesentlicher Faktor zur Stabilisierung und Verbesserung ist, beziehungsweise die Erkrankung verzögert.

Spermidin bei Diabetes Typ 2

In einer indischen Studie vom Oktober 2011 (Spermidin may decrease ER stress in pancreatic B cells … Tirupathi Pichiah Med. Hypotheses) wird erklärt, wie Spermidin vor Diabetes Typ 2 schützen könnte. Denn es hilft dabei, den Untergang der insulinproduzierenden Betazellen der Bauchspeicheldrüse zu verhindern. Der Wirkungsmechanismus ist auch hier u. a. die Aktivierung der Autophagie.

Resveratrol
Ein Pflanzenstoff aus dem Rotwein

Resveratrol ist der berühmte Pflanzenstoff in Rotwein und wurde bekannt durch das französische Paradoxon, das wir hier auch kurz erklären möchten. In den achtziger Jahren konnten in verschiedenen französischen Weinbauregionen trotz hohen

Fett- und Nikotinkonsums der Einwohner eine deutlich niedrigere Herz-Kreislauf-Sterblichkeit beobachtet werden. Dieses französische Paradoxon wurde von Wissenschaftlern auf den relativ hohen Rotweinkonsum der dort ansässigen Bevölkerung zurückgeführt. Seitdem war Wein – allen voran der Rotweinkonsum – Gegenstand unzähliger klinischer Studien. Eine reduzierte Herz-Kreislauf-Sterblichkeit durch den Rotweinkonsum konnte in fast 100 Studien nachgewiesen werden. Der moderate Alkoholkonsum konnte die Sterblichkeit bei der koronaren Herzerkrankung um etwa 40 Prozent senken. Forscher sprechen solche positiven gesundheitlichen Effekte jeder Form von Alkohol zu. Für die verstärkte positive Wirkung von Rotwein dürfte die Substanz Resveratrol verantwortlich zu sein. Resveratrol ist ein wichtiger Bestandteil der Traubenschale. Der Wirkstoff hat in der Natur die Aufgabe, die Pflanze vor allem gegen Pilz- und Virusinfektionen zu schützen, sowie gegen bakterielle Infektionen und UV-Strahlung.

Für uns als Ärzte, ist es natürlich immer schwierig, eine Empfehlung für Alkohol abzugeben. Wir tun es auch nicht, speziell weil die Aussagen über die schädigende Wirkung sehr verschieden sind und beinahe monatlich werden neue Untersuchungen veröffentlicht. Weiters gibt es massive Unterschiede zwischen den Geschlechtern, bei Frauen sind bereits kleine Alkoholmengen als gesundheitsschädlich zu betrachten, bei Männern sind sie geringgradig größer.

In einer Studie, die 2017 in The Journals of Gerontology veröffentlicht wurde, zeigten Wissenschaftler des Virginia Tech Carilion Research Institute unter der Studienleitung von Professor Dr. Gregorio Valdez, dass Resveratrol die Muskulatur sowie die Verbindungsstellen zwischen den Nerven – den Synapsen – vor den negativen Auswirkungen des Alterungsprozesses schützen kann. Gibt man älteren Tieren den Stoff über einen längeren Zeitraum, dann zeigt er eine ähnlich faszinierende, nämlich stark verjüngende, Wirkung wie die Kombination aus niederkalorischer Ernährung und Bewegung.

Resveratrol gegen Bluthochdruck

Verschiedene Untersuchungen weisen darauf hin, dass Resveratrol über verschiedene Mechanismen die Herzfunktionen bessern kann, was u. a. zu einer Regulierung des Blutdrucks führen kann. Eine entsprechende Meta-Analyse, die sechs randomisiert kontrollierte Studien zu diesem Thema auswertete, kam zum Ergebnis, dass der systolische Wert um etwa 11,9 mmHg sank, während sich der diastolische Wert nicht änderte.

Resveratrol für gesunde Knochen

In Untersuchungen konnte gezeigt werden, dass Resveratrol auch die Knochendichte erhöhen kann und somit das Risiko für Osteoporose reduziert wird.

Resveratrol in der Alzheimer-Prävention

Studien mit Resveratrol bei Alzheimer-Patienten zeigen, dass sich der Pflanzenstoff aktivierend auf das Gehirn auswirkt, z. B. die Entzündungsprozesse im zentralen Nervensystem reduziert oder auch die Durchblutung im Gehirn verbessert. Resveratrol wird daher auch als Nootropikum bezeichnet, also als Stoff, der das Gehirn auf Trab bringt. Resveratrol wird häufig als Anti-Aging- und Langlebigkeitsstoff in Zusammenhang gebracht. Auf der anderen Seite wird genau diese Aussage mindestens genauso häufig kritisiert. Zunehmend gibt es Studien, die den Wirkungsmechanismus, wie Resveratrol das Leben verlängern kann, aber belegen könnten, wie im Fachjournal Science schon 2013 berichtet und in einer weiteren Studie im Jahr 2014 bestätigt wurde. Resveratrol kann das eingangs erwähnte Enzym bzw. Protein Sirtuin-1 aktivieren (SIRT1), das Alterungsprozesse in den Zellen verhindert bzw. verlangsamt. Da wir Menschen erfreulicherweise zumeist lange leben, fehlen verständlicherweise noch Studien, die einen konkreten lebensverlängernden Effekt beim Menschen belegen. Bei Hefezellen, Fruchtfliegen und Fadenwürmern, die nur eine kurze Lebenserwartung haben, konnte die lebensverlängernde Wirkung des Resveratrols aber gezeigt werden.

Resveratrol zur Krebsprävention

Interessant sind auch Untersuchungen zur Wirkung von Resveratrol bei Krebs bzw. auf die Krebsentstehung. Darin wird erklärt, wie Resveratrol das Immunsystem beeinflussen kann, damit es sich besser gegen Krebs zur Wehr setzen kann. Weiters kann Resveratrol manche Zellen des Immunsystems (T-Helferzellen und Makrophagen) so stimulieren, dass sie sich wirksamer gegen Krebszellen behaupten können. Resveratrol scheint also bei Krebs oder zur Vorbeugung desselben eine empfehlenswerte Nahrungsergänzung zu sein.

Resveratrol bei Diabetes mellitus

Resveratrol eignet sich auch bei Diabetes als Nahrungsergänzung, da es die Gefäßfunktionen verbessert, den Fettabbau in der Leber erhöht (bei Diabetes liegt oft eine Fettlebervor) und oxidativen Stress abbauen hilft, was dann wieder zu einer Verbesserung der Insulinsensitivität führt.

Lebensmittel mit Resveratrol

Resveratrol ist insbesondere in roten Weintrauben zu finden, sowie in Himbeeren, Heidelbeeren und Äpfeln. Die Gesamtmenge an Resveratrol, die man durch Lebensmittel zu sich nehmen kann, ist jedoch nicht ausreichend für Schutz und Verbesserungsfunktionen.

Lebenserwartung – gesunde Lebensjahre?

Lassen Sie uns die beiden Bereiche erklären, denn die Lebenserwartung und die gesunde Lebenserwartung sind wesentlich für die Kapitel, die wir in diesem Buch beschreiben werden. Ich habe mich im ersten Buch schon mit diesem Thema auseinandergesetzt, bin jedoch aufgrund der Wichtigkeit der Überzeugung, dass wir auch in diesem Buch darüber sprechen sollten.

Was versteht man eigentlich unter Lebenserwartung? Die Lebens-erwartung ist die im Durchschnitt zu erwartende Zeitspanne, die einem Lebewesen ab einem gegebenen Zeitpunkt bis zu seinem Tod verbleibt, wobei bestimmte Annahmen über die Sterberaten zugrunde gelegt werden. Es handelt sich dabei nicht um eine individuelle Vorhersage, sondern um einen Mittelwert, der auf statistischen Berechnungen beruht. Die durchschnittliche weitere Lebenserwartung ist relativ genau. Sie gibt an, wie viele weitere Jahre Menschen eines bestimmten Alters – nach den in der aktuellen Berichtsperiode geltenden Sterblichkeitsverhältnissen – durchschnittlich noch weiterleben werden. Die weitere Lebenserwartung wächst mit dem Lebensalter an, da verschiedene Sterberisiken bereits überlebt wurden.

Ein neugeborener Junge hat, nach Daten aus 2018 (DeStatis), in Deutschland eine Lebenserwartung von aufgerundet 78 Jahren. Im Alter von fünf Jahren sind es 79 Jahre, im Alter von 50 sind es 80 Jahre, mit 60 sind es 82, mit 70 sind es 84, mit 80 sind es 88 und mit 85 sind es 90 Jahre. Ein neugeborenes Mädchen hat in Deutschland eine Lebenserwartung von gerundet 83 Jahren, also fünf Jahre mehr als ein Junge. Dieser Abstand verringert sich im Laufe des Lebens. Im Alter von 50 beträgt die Lebenserwartung 84 Jahre, im Alter von 60 sind es 85 Jahre (also noch drei Jahre mehr als Männer), mit 80 sind es 90 Jahre (2 Jahre mehr) und mit 85 sind es 91 Jahre (ein Jahr mehr als Männer).

Ein weiterer und kaum bekannter Faktor ist die „Gesunde Lebenserwartung"

Ob wir die zusätzlichen Lebensjahre, die wir durch die gestiegene Lebenserwartung erhoffen können, bei guter Gesundheit verbringen, ist eine entscheidende Frage. Da sich diese Frage der Lebenserwartung bei der Geburt nicht vollständig beantworten lässt – trotz aller wissenschaftlichen Erkenntnisse – wurden Eckpunkte für die gesunden Lebensjahre entwickelt. Hierbei liegt der Schwerpunkt auf der Lebensqualität im Sinne einer guten Gesundheit und nicht auf der Lebensdauer, die anhand der Lebenserwartung gemessen wird. Der Indikator „Gesunde Lebensjahre" ist eine wichtige Messgröße für die relative Gesundheit von Bevölkerungsgruppen.

Wichtigste statistische Ergebnisse (EUROSTAT 2018)

Im Jahr 2015 wurde die Zahl der bei der Geburt zu erwartenden gesunden Lebensjahre in der EU auf 63,3 Jahre für Frauen und 62,6 Jahre für Männer geschätzt. Diese Werte entsprachen rund 76 Prozent der gesamten Lebenserwartung bei der Geburt für Frauen und 80 Prozent für Männer. Der geschlechtsspezifische Unterschied hinsichtlich der gesunden Lebensjahre war deutlich geringer als bei der Lebenserwartung insgesamt. Frauen hatten 2015 in der EU eine um durchschnittlich 5,4 Jahre höhere Lebenserwartung als Männer. Allerdings ist davon auszugehen, dass Frauen in dieser längeren Lebenszeit mit Aktivitätseinschränkungen leben müssen. Tatsächlich fiel das geschlechtsspezifische Gefälle beim Indikator für gesunde Lebensjahre mit 0,7 Jahren zugunsten der Frauen deutlicher geringer als bei der

Lebenserwartung insgesamt aus. Im Allgemeinen ist ein größerer Anteil der im Vergleich zu den Frauen etwas kürzeren Lebenszeit von Männern frei von Aktivitätseinschränkungen. Betrachtet man alle EU-Mitgliedsstaaten, so lag 2015 die Lebenserwartung bei der Geburt für Frauen zwischen 78,2 Jahren in Bulgarien und 85,8 Jahren in Spanien – die Differenz betrug 7,6 Jahre. Die Lebenserwartung von Männern war 2015 mit 69,2 Jahren in Litauen am niedrigsten und in Schweden mit 80,4 Jahren am höchsten, was einer Spanne von 11,2 Jahren entspricht. Die relevanten Werte für die bei der Geburt zu erwartenden gesunden Lebensjahre lagen für Frauen zwischen 54,1 Jahren in Lettland und 74,6 Jahren in Malta (eine Spanne von 20,5 Jahren) und für Männer zwischen 51,8 Jahren in Lettland und 74,0 Jahren in Schweden (eine Spanne von 22,2 Jahren). In 19 EU-Mitgliedstaaten hatten Frauen mehr gesunde Lebensjahre bei der Geburt zu erwarten als Männer, wobei die Differenz zwischen den Geschlechtern durchwegs klein war: nur in den drei Mitgliedsstaaten Litauen, Bulgarien und Polenbetrug sie mehr als drei Jahre.

Um die extremen Beispiele etwas zu reduzieren, nehmen wir Österreich als Beispiel. Hier liegt die gesunde Lebenserwartung bei der Geburt für Frauen mit aktuell 64,7 Jahren knapp über jener der Männer mit 63,1 Jahren (Statistik Austria 14. 6. 2021). In Deutschland wird die gesunde Lebenserwartung bei Geburt mit 68,5 Jahren für Frauen und 64,8 für Männer angegeben. Daraus geht hervor, dass es zwischen den EU-Mitgliedsstaaten bei der (gesundheitlichen) Qualität der zu erwartenden Lebenszeit ihrer jeweiligen Bevölkerung erheblich größere Unterschiede gibt als bei der allgemeinen Lebenserwartung. Eine in Portugal geborene Frau konnte 2015 damit rechnen, knapp zwei Drittel (65 Prozent) ihres Lebens ohne Beeinträchtigungen zu verbringen, während dieser Wert in Schweden bei 88 Prozent und in Malta bei 89 Prozent lag. 2015 konnten in Estland und in Österreich geborene Männer davon ausgehen, 73 Prozent ihres Lebens ohne Aktivitätseinschränkungen zu verbringen, während dieser Anteil in Malta 91 Prozent und in Schweden 92 Prozent erreichte. Ein Vergleich zwischen den gesunden Lebensjahren von Männern und Frauen im Alter von 65 Jahren zeigt, dass 2015 in elf EU-Mitgliedstaaten Frauen auf mehr gesunde Lebensjahre hoffen konnten als Männer. Das galt insbesondere für Schweden, wo Frauen im Alter von 65 Jahren erwarten konnten, 1,1 Jahre länger ohne Beeinträchtigungen zu leben als Männer. Dagegen konnten Männer in Zypern und in den Niederlanden davon ausgehen, 1,1 Jahre länger ohne Beeinträchtigungen zu leben als Frauen, in Portugal 1,6 Jahre und in Luxemburg zwei Jahre. Diese trockenen statistischen Daten sind deshalb gewählt, um Ihnen die breite Spanne von teilweise mehr als 20 Jahren Unterschied an gesunder Lebenserwartung darzustellen. Die Ursachen für die zum Teil gewaltigen Unterschiede in der Lebenserwartung und in der gesunden Lebenserwartung sind vielfältig.

Der größte Irrtum ist die Meinung, es sei alles Schicksal. Ein Teil davon sicherlich, der größte Teil jedoch ist selbstbestimmt.

Unser Gesundheitsbewusstsein ist sicherlich zu verbessern, denn die nachfolgenden Zahlen besagen sehr vieles. Auch wenn sie aus dem Jahr 2017 stammen – da sich der Lebensstil bis heute kaum verändert hat, haben diese Zahlen sicherlich noch Relevanz. Das nächste Kapitel haben wir auszugsweise aus einem Artikel des deutschen Handelsblattes übernommen.

Wir müssen provokant feststellen:
„Wie gut würde es uns gehen, auch finanziell, wenn wir länger gesund sein würden."

Die genannten Zahlen sind aus Deutschland. Für Mitteleuropa lassen sich aufgrund der Demographie ähnliche Zahlen abhängig von der Größe des einzelnen Staates auf den einzelnen Staat herunterbrechen. Fast 340 Milliarden Euro wurden 2015 für die Prävention, Diagnose und Behandlungen von Krankheiten ausgegeben. Etwa die Hälfte davon fiel für die Behandlung von Männern und Frauen über 65 Jahren an. Deutschland lässt sich die Gesundheit seiner Bürger immer mehr kosten. Seit 2002 sind die Krankheitskosten von 223,6 Milliarden auf 338,2 Milliarden Euro im Jahr 2015 gestiegen, meldet das Statistische Bundesamt. Neben dem medizinischen Fortschritt, der generell wachsenden Nachfrage nach Gesundheitsleistungen, der allgemeinen Inflation und nach wie vor bestehenden Überkapazitäten beim Leistungsangebot spielt dabei auch immer mehr die Alterung der deutschen Bevölkerung eine Rolle.

Gleichwohl wird es im höheren Alter deutlich teurer. Je Einwohner fielen 2015 etwas mehr als 4.100 Euro Krankheitskosten an.

Bei den 15- bis 64-Jährigen waren es nur 2.780 Euro, während bei Menschen zwischen 65 und 85 Jahren die Ausgaben bereits auf 8.350 Euro pro Kopf hochschnellen. Richtig teuer wird es bei den Über-85-Jährigen. Sie verursachten pro Kopf Kosten von 19.790 Euro – fast fünf Mal so viel wie die Einwohner im Durchschnitt. In der Gruppe der Menschen, die 85 Jahre und älter sind, lösen inzwischen psychische Störungen die höchsten Krankheitskosten aus – mit 4.280 Euro pro Kopf. Das ist ein Hinweis auf die wachsende Bedeutung von Demenzerkrankungen in einem älter werdenden Deutschland, gefolgt von Herz-Kreislauf-Erkrankungen mit 3.490 Euro. Diese erschreckenden Zahlen über die psychischen Störungen im höheren Lebensalter bestätigen die internationalen Ansichten, dass das aktive Leben in der Generation 55+ ein entscheidender Faktor ist.

Wir reden nicht, wir bleiben erreichbar

Wir erhalten und bauen unsere sozialen Strukturen aus

Durch die Veränderungen in den sozialen Strukturen ergeben sich für uns alle auch wesentliche Veränderungen in unseren Lebensbedingungen. Was in unserer Kindheit noch selbstverständlich und beinahe unumstößlich war, ist heute Alltag. Die zunehmende berufliche und private Mobilität reduziert in den meisten Staaten und Regionen die familiären Bindungen, und somit auch die Gedanken eines Lebens in einem Mehrgenerationenhaushalt. Für die Babyboomer-Generation war zum Teil ein Wechsel in einen anderen Ort, in ein anderes Tal, in ein anderes Bundesland bereits häufig ungewöhnlich. Die familiären Strukturen wurden in der nächsten Umgebung aufgebaut und somit auch die Erhaltung der generationsübergreifenden Kontakte. Diese Kontakte zeichneten sich nicht nur durch die soziale, kommunikative Ebene aus, sondern auch durch gegenseitige Unterstützung, wenn man Hilfe benötigte. Einfach gesagt: eine funktionierende soziale Struktur, welche sich seit Jahrhunderten bewährt hat. Die verbesserten Bildungsmöglichkeiten, Austauschprogramme innerhalb Europas, aber auch weltweit, vergrößerten den familiären Abstand. Aber auch berufliche Notwendigkeiten bringen eine größere Flexibilität und häufigere Ortswechsel mit sich. Diese für uns Europäer neuen Mobilitätsentwicklungen begannen zum Beispiel in den Vereinigten Staaten von Amerika bereits in den 50er- und 60er-Jahren des vorigen Jahrhunderts, und schwappen zunehmend auf Europa über.

Die Konsequenz dieser Entwicklungen ist speziell für Ältere die Gefahr der Vereinsamung durch Reduzierung der sozialen Kontakte. Verstärkt wird dieser Trend auch durch zunehmende Singlehaushalte, die entweder gewollt oder durch Trennung oder Tod zustande kommen. Aber auch die Wohnsituation – ob in urbanen Räumen oder auf dem Land – verstärkt diesen Trend. In Städten zum einem durch die zunehmende Anonymisierung, aber auch durch die Reduzierung der Bewegungsräume. Fehlende Lifte in Wohngebäuden oder zu große Entfernungen zu öffentlichen Verkehrsmitteln können weitreichende Auswirkungen haben. Ein Stockwerk zu viel, und es kann bei Gehbinderungen oder auch zum Beispiel bei eingeschränkter Herzfunktion beinahe unmöglich werden, die Wohnung zu verlassen. Der Verkehrsclub Österreich (VCÖ) erklärte 2018, dass rund 720.000 Menschen über 16 Jahre keine Haltestelle des öffentlichen Verkehrs zu Fuß innerhalb von 15 Minuten erreichen können. Hat man eine Haltestelle in fußläufiger Distanz, heißt das noch nicht, dass dort öfters öffentliche Verkehrsmittel fahren. 20 Prozent der Bevölkerung werden de facto nicht mit öffentlichem Verkehr versorgt, macht der VCÖ aufmerksam. Weitere 14 Prozent haben ein eingeschränktes Angebot mit vier bis sieben Verbindungen pro Tag. Einschränkungen in der selbständigen Mobilität führen zu Benachteiligungen bei der Teilhabe am sozialen Leben. Zersiedelung verschärft das Problem der Mobilitätsarmut. In ländlichen Regionen liegt das Problem häufig in den großen Entfernungen zwischen den Einfamilienhäusern und/oder auch den Ortschaften. Aber auch die Ausdünnung bei regionalen Geschäften durch den massiven Trend zu Großmärkten und Shoppingcentern und damit verbunden die Probleme der individuellen regionalen Versorgung sind ein nicht zu unterschätzendes Thema. Was hilft uns der schönste Platz für unser Einfamilienhaus, wenn wir ohne Auto keinen Arzt, keine Apotheke, kein Geschäft aufsuchen können? Trotz aller Diskussionen über die Klimaerwärmung, gibt es Tage, aber auch Wochen, wo der Winter mit Schneefall im Vordergrund steht. Das Räumen einer Einfahrt, selbst wenn diese kurz ist, kann zum wesentlichen Problem werden. Verschärft kann diese Situation auch dadurch werden, dass aus Kostengründen immer mehr öffentliche Verkehrsmittel in ländlichen Räumen eingespart werden, und man somit auf die Eigenmobilität angewiesen ist. Wir haben uns an die Bequemlichkeit und Unabhängigkeit des Autos gewöhnt. Es gibt Freiheit. Was passiert aber, wenn wir aufgrund unseres Gesundheitszustandes nicht mehr fahren können? Dann sitzen wir zu Hause, die einzige Kontaktebene und Beschäftigung sind die Dutzenden Fernsehprogramme, das Internet, das Telefon.

Wir reden nicht, wir tun es, und kümmern uns um unser Wohlempfinden.

Psychische als auch körperliche (somatische) Störungen haben häufig keine organischen Ursachen, sondern beruhen auf fehlendem Wohlempfinden. Die Definition des Wohlempfindens mit all seinen Ausprägungen, auch unabhängig vom Alter, könnte bereits ein Buch füllen.

Was versteht man nun unter Wohlempfinden, Wohlfühlen?
Unter dem Wohlempfinden versteht man den Zustand eines Menschen, in dem er körperlich gesund und geistig rege ist und positiv mit seiner Umwelt übereinstimmt. Weniger ärztlich und akademisch ausgedrückt: „Uns geht es gut, wir fühlen uns wohl."

In einer solchen Phase produziert der Körper zum Zeichen seines Idealzustandes Glückshormone, die das Gefühl des Wohlbefindens verstärken und in der Regel auch bewusst machen. Darüber hinaus gibt es das allgemeine Wohlbefinden, mit dem ein Mensch seine Situation positiv einschätzt. Diese Beurteilung erfolgt nicht nur anhand des aktuellen Zustandes, sondern geht in die Vergangenheit und in die Zukunft.

Wir möchten als Ärzte beim Thema Wohlempfinden keine wirtschaftlichen Aspekte in den Vordergrund stellen, sondern den Menschen in seiner Ganzheit. Was gehört nun eigentlich zum Wohlempfinden außerhalb der wirtschaftlichen und gesundheitlichen Aspekte?

- Soziales Umfeld
- Schönheit
- Gesundheit
- Wohnsituation

Berührung ist ein wesentlicher Faktor, um gesund zu bleiben

Als Ärzte wissen wir, wie wichtig Berührung ist. Berührungsloses Leben kann auf verschiedensten Ebenen krank machen. Ohne Berührungen kann ein Mensch nicht leben. Um emotional und körperlich gesund zu sein, ist ein Mindestmaß an Hautkontakt nötig. Durch den Tastsinn vergewissert man sich, dass man überhaupt am Leben ist. Der Mensch ist ein Beziehungswesen, das bedeutet, er kann für sich allein nicht existieren. Er nimmt mit seinen fünf Sinnen (Sehen, Hören, Riechen, Schmecken und Tasten) Kontakt zur Welt auf und entwickelt sich durch gegenseitige Begegnung und Beziehung mit anderen Menschen. Ein Mangel an Beziehung und Berührung bringt einen Mangel an emotionaler und auch körperlicher Gesundheit mit sich. Millionen von Sensoren in der Haut leiten Berührungssignale an das Gehirn weiter. Die Haut bildet dabei die Verbindung zum Nervensystem und damit zum Befinden.

Bei sanfter, angenehmer Berührung produziert der Körper ein so genanntes Wohlfühlhormon, das Oxytocin. Dieses Hormon reguliert den Stoffwechsel, der Stresspegel sinkt und sogar Ängste schwinden. Jeder Mensch produziert dieses Hormon. Es kommt weiters zur Ausschüttung von weiteren Botenstoffen, die das Wohlbefinden stärken, wie zum Beispiel die „Glückshormone" Dopamin und Serotonin. Für uns als Ärzte ist Berührung selbstverständlich, nicht nur im Rahmen von Untersuchungen, sondern auch im Rahmen von Gesprächen. Eine Hand zu nehmen, in die Augen zu sehen und wichtige Dinge über die Gesundheit zu besprechen. Berührung, Vertrautheit macht vieles einfacher.

Wir Menschen sind auf Berührung im Gesamten angewiesen, ohne Berührung und liebevollen Kontakt drohen psychische Störungen wie Ängste, Kontaktunfähigkeit, Bindungslosigkeit.

Fehlende Berührung speziell unserer 55+ Generation kann massive Auswirkungen auf unsere Gesundheit haben, wie zum Beispiel

- Reduzierte Abwehrlage
- Erhöhtes Risiko für Suchkrankheiten wie Alkoholsucht, Drogen, Spielsucht
- Negative Auswirkung auf Selbstwert und Selbstvertrauen
- Mögliche Entwicklung von Depressionen
- Bei längerem Mangel Stress (Ausschüttung durch Cortisol) und hoher Blutdruck sowie Schwächung des Immunsystems

Partnerschaft, Ehe, Zweisamkeit – eine der wesentlichsten Faktoren, um gesund älter zu werden

Paare leben länger als Singles. Diese Aussage geht immer wieder mal durch die Medien. Wie bei vielen dieser Themen berufen wir uns auf statistische Daten. Uns ist sicherlich bewusst, dass es viele Lebenswege gibt, aber Daten und Fakten sprechen gegen das Alleinsein. Die Ehe/Partnerschaft verliert an Bedeutung. Für die Lebenserwartung ist das eher schlecht, denn mit Partner wird man älter. Das gilt besonders für Männer. Dabei wäre für die eigene Lebenserwartung ein Trauschein gar nicht so verkehrt. Denn Studien zeigen, dass Ehepartner länger leben als Singles. „Tatsächlich übersteigt die Lebenserwartung der Verheirateten die der ungebundenen Zeitgenossen gleich um mehrere Jahre", sagt Thomas Klein, Professor am Max-Weber

Institut für Soziologie in Heidelberg. Seit Jahren untersucht er die Auswirkungen des Wandels der Partnerschafts- und Familienbiografie auf die Gesundheit und stellt fest: „Das Sterberisiko von Verheirateten ist um 24 Prozent niedriger als das von gleichaltrigen Dauer-Singles." Heißt: Während innerhalb eines Jahres beispielsweise 100 Alleinstehende sterben, sind es im gleichen Zeitraum lediglich 76 Verheiratete gleichen Alters. Dass der Familienstand die Lebenserwartung mit beeinflusst, wissen Wissenschaftler schon seit dem 19 Jahrhundert. Bereits 1858 beobachtete der britische Epidemiologe William Farr bei der Durchsicht des französischen Sterberegisters einen Zusammenhang zwischen Beziehungsstatus und Langlebigkeit. Seitdem forschen Wissenschaftler nach den Ursachen und haben im Wesentlichen zwei Gründe für die Unterschiede in der Lebenserwartung von Verheirateten und Alleinstehenden ausgemacht: den sogenannten Protektions- und den Selektionseffekt.

Nach der Protektionstheorie profitieren Verheiratete von ihrem geregelteren Leben und der gegenseitigen Fürsorge. „Eine stabile Partnerschaft bietet Absicherung und Unterstützung – ob finanziell oder emotional in Form von Nähe und Beistand. Man spricht hier auch von einer sinnstiftenden Wirkung", sagt Klein. Die Partner unterliegen einer sozialen Kontrolle, hinzu kommt die Verantwortung füreinander und möglicherweise für die Kinder. Dies alles führt dazu, dass ungesunde Gewohnheiten wie Rauchen oder starker Alkoholkonsum in Partnerschaften seltener sind. Auch riskantes Verhalten, wie beispielsweise schnelles Autofahren, ist eher unüblich. Und mitunter reicht es schon aus, wenn der Partner einen ermahnt, sich angesichts von

Minustemperaturen warm anzuziehen.

Die Selektionstheorie sieht die höhere Lebenserwartung von Verheirateten dagegen weniger in den positiven Effekten der Ehe begründet, sondern vielmehr als Ergebnis einer negativen Auslese. „Es finden häufig jene Menschen eher einen Partner, die ohnehin körperlich fitter und gesünder leben und damit gute Chancen auf ein langes Leben haben", erläutert Klein. Anders formuliert: Menschen mit chronischen Erkrankungen, stark Übergewichtige oder Alkoholiker leben nicht nur kürzer, sie bleiben auch häufiger allein. Schon deshalb kommen Singles auf eine niedrigere Lebenserwartung als Verheiratete. Beide Theorien haben sicherlich Ihre Berechtigung, als Ärzte sind wir jedoch auf Grund unserer jahrzehntelangen Berufserfahrung eher der Protektionstheorie zugeneigt.

Um nochmals etwas ins Detail zu gehen, profitieren Männer wie schon erwähnt stärker als Frauen von Ehen und Partnerschaft. Bekannterweise ist die Lebenserwartung von Männern generell niedriger als die von Frauen, und das liegt neben genetischen Faktoren vor allem an ihrem riskanteren Verhalten: Sie rauchen mehr, trinken öfter Alkohol, sind im Straßenverkehr forscher und besuchen seltener den Arzt. In einer Partnerschaft jedoch färbt der gesündere Lebensstil der Frauen auf die Männer ab – was ihrer Lebenserwartung extrem guttut, wie eine Studie aus Tschechien belegt. Demnach leben verheiratete Männer bis zu neun Jahre länger als gleichgeschlechtliche Singles. Verheiratete Frauen kommen dank ihres Gemahls hingegen „nur" auf sieben zusätzliche Jahre.

Partnerschaft ist entscheidend, nicht der Trauschein!

Sollte man sich, aus welchen Gründen auch immer, gegen eine Ehe entscheiden, eine Partnerschaft reicht vollkommen aus. Ein gemeinsamer Haushalt ist der entscheidende Faktor.

Leben in der virtuellen Welt

Wir sind der Überzeugung, dass die virtuelle Welt immer wichtiger wird, diese Welt jedoch die echten Kontakte nicht ersetzen kann. Erfreulicherweise gibt es nur ansatzweise Technologien, wo virtuell versucht wird, die menschliche Nähe zu ersetzen. Avatare zeigen zwar menschliche Züge, welche Zuwendung vermitteln sollen, oder sogar eine virtuelle Sexualität. Covid zeigte uns die Grenzen der virtuellen Welt. Die zunehmende Virtualisierung ist insofern eine Gefahr für ein achtsames Miteinander, als der Einzelne dadurch oft mehr mit seinem Touchscreen als mit seinen Mitmenschen in Kontakt tritt. Mit einer extensiven Nutzung der neuen Medien geht ein Rückgang der unmittelbaren Begegnungsfähigkeit einher. Das Tippen und Lesen von Nachrichten ersetzt nicht den direkten Blickkontakt, das persönliche Gespräch und die körperliche Berührung.

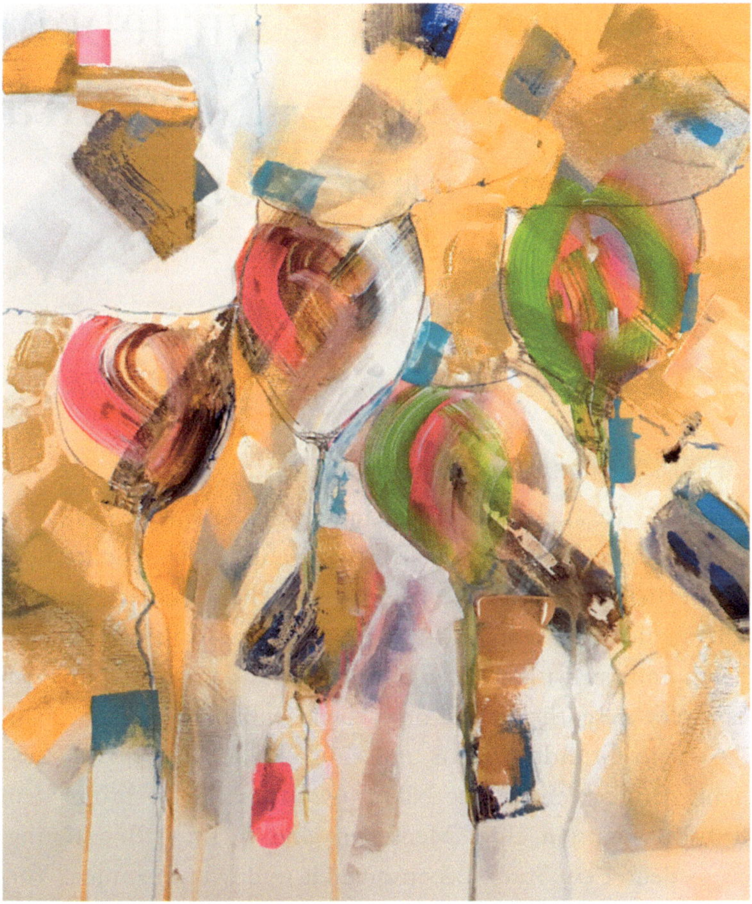

On the Flow
Dagmar Grieshofer 2022

Wir reden nicht, wir leben und genießen es – Sexualität in der Generation 55+

Sexualität ist auch in der Generation 55+ eine Quelle für Lebensqualität und positives Selbstwertgefühl. Daher sollte über die sexuelle Gesundheit offener gesprochen werden und das Thema nicht mit bestehenden Tabus behaftet bleiben. Sexualität beschränkt sich nicht auf die Jugend und dem Kinderkriegen, es ist ein wesentlicher Teil des Lebens jeglichen Alters. Sexualität ist ein Grundbedürfnis und eine Möglichkeit, Liebe, Zärtlichkeit und menschliche Nähe auszudrücken. Sie bringt dem Selbstbewusstsein eines Menschen eine wichtige Bestätigung. Sie bedeutet ein Stück Lebensqualität und Wohlbefinden. Vorurteile behindern häufig den offenen Umgang mit Sexualität. In der Generation 55+ wirken teils noch unzureichende Aufklärung, bestimmte Erwartungen von Geschlechtsrollen sowie moralische und religiöse Einschränkungen der Jugendjahre bis heute nach. Offenheit und Freiheit sind aber wichtige Voraussetzungen für ein erfülltes Liebesleben.

Tabus und Mythen

Häufig wird unserer Generation die Sexualität abgesprochen, vielleicht da unser Äußeres nach den üblichen gängigen Merkmalen nicht mehr für Hochglanzmagazine geeignet ist. Gerne werden wir als strickende oder Karten spielende Omas und Opas gesehen, die keine erotischen Wünsche und Vorstellungen mehr haben.

Der Mythos, dass Sexualität in unserer Generation kein Thema sei, stimmt absolut nicht.

Bei den meisten Frauen bleibt die sexuelle Erregbarkeit auch nach den Wechseljahren voll erhalten. Bei älteren Männern läuft die Erregung mit zunehmendem Alter zumeist langsamer ab. Die Gewohnheiten und Vorlieben passen sich jedoch den körperlichen Veränderungen an. Das Kuscheln und Streicheln sowie das Austauschen erotischer Berührungen stehen im hohen Alter im Vordergrund und können viel Lust, Freude und Genuss bereiten. Um Ihnen wieder einmal einige Zahlen zu nennen, 31 bis 45 Prozent der Frauen und 30 Prozent der Männer zwischen 70 und 79 Jahren geben an, sexuell aktiv zu sein. In der Altersgruppe 80+ verringern sich die Zahlen auf 10 bzw. 22 Prozent. Bis ins hohe Alter bringt sexuelle Aktivität Bedürfnisse, Entspannung und wirkt ganzheitlich auf die Gesundheit.

Wir reden nicht, wir pflegen sie – die Haut

Wohlempfinden, Schönheit, Kosmetika

Glatt und geschmeidig soll sie sein, und Gesundheit, Vitalität und Jugend ausstrahlen. Besonders durch unsere Umwelt und unseren Lebensstil belasten wir die Haut, wenn wir sie nicht schützen und pflegen. Die Haut ist nicht nur mechanische Hülle, sondern auch das größte Organ des Körpers. Sie misst beim Erwachsenen inklusive Poren, Drüsen und Haare rund 1,8 Quadratmeter und kann bis zu 10 kg wiegen. Die Haut hat einen wesentlichen Einfluss auf die Lebensqualität der Menschen. Sie bestimmt aber nicht nur die Optik, sie erfüllt auch wesentliche Gesundheitsfunktionen. Sie ist Atem-, Stoffwechsel- und Schutzorgan und reguliert den Wärmehaushalt. Im gesunden Zustand schützt sie uns vor Krankheitserregern aller Art, vor Strahlung ebenso wie vor Hitze und Kälte. Sie speichert Nährstoffe und Wasser, kann Medikamente aufnehmen und Abbauprodukte des Stoffwechsels ausscheiden. Außerdem ist sie ein Sinnesorgan des Körpers und besitzt darüber hinaus einen offenen Kanal zur Psyche, die sich über das Erscheinungsbild der Haut ausdrücken kann.

Die Diskussion über Kosmetika – Inhaltsstoffe und vieles mehr – verdirbt vielen die Anwendung von Substanzen, welche die Haut erholen und eventuelle Falten reduzieren lassen. Wir als Ärzte durchforsteten die Literatur und fanden einige wenige Substanzen, welche im hohen Ausmaß unbedenklich und wirksam sind. Nicht die Versprechen sind es, sondern die Ergebnisse. Jeder von uns hat mehr oder weniger einen Blick auf das Aussehen, auf die Attraktivität und dem damit häufig verbundenen verbesserten Wohlempfinden. Im Rahmen dieses für uns allen sehr wesentlichen Kapitels werden wir uns nur mit einigen wenigen Substanzen auseinandersetzen: Aloe Vera und Hyaluron Oligohyaluron.

Aloe Vera
Jahrtausende altes Wissen wird wiederbelebt

Seit Jahrtausenden weiß man über die Vorteile der Aloe Vera Bescheid. Dies ist auch kaum verwunderlich, denn die Aloe Vera ist mit ihren mehr als 200 aktiven Inhaltsstoffen eine der wirkungsvollsten Pflanzen für die Pflege und Gesundung der Haut. Die Aloe Vera Pflanze ist eine Sukkulente. Sukkulenten sind saftreiche Pflanzen, die an besondere Klima- und Bodenverhältnisse angepasst sind und Wasser speichern. Die Aloe Vera wächst in rosettenförmigen Büscheln und ist vor allem in warmen Klimazonen, wie etwa Nordafrika, beheimatet. Inzwischen wird sie jedoch in vielen Regionen der Welt angebaut und ist sowohl frisch als auch als Gel oder Saft erhältlich. Diese Substanzen werden aus den Blättern der Pflanze gewonnen, denn diese enthalten eine klare, gelartige Flüssigkeit, die als Aloe-Vera-Gel bezeichnet wird. Das Gel enthält viele nützliche Inhaltsstoffe für die Haut, darunter Vitamin A, Vitamin C und Vitamin E. Außerdem enthält das Gel Enzyme, Mineralien und Aminosäuren mit nachgewiesener Wirkung für die Haut.

Was macht Alo Vera so wertvoll?

Die hautpflegenden Eigenschaften der Aloe Vera sind auf ihren hohen Gehalt an Vitaminen, Mineralien und Spurenelementen sowie verschiedenen Wirkstoffen zurückzuführen. Dazu gehören zum Beispiel, Vitamin A, Vitamin C, Vitamin E, Beta-Carotin, Kalzium Magnesium Zink und Kupfer, Aminosäuren, Enzyme, Allantoin und Polysaccharide. Aloe Vera kann aufgrund ihrer einzigartigen Zusammensetzung in verschiedensten Formen der 55+ Kosmetik eingesetzt werden, ob als alleinstehende Substanz oder in Kombination mit anderen Substanzen.

Hyaluron
Denn wir alle wollen unser Aussehen erhalten – auf die Qualität kommt es an!

Es gibt keine Allergien oder Nebenwirkungen auf Hyaluronsäure, denn dieser Wirkstoff ist körpereigen und dem Körper bekannt. Sie ist ein wichtiger Bestandteil verschiedener Bindegewebsarten. Hyaluronsäure zeichnet sich dadurch aus, dass sie sehr große Mengen Wasser an sich binden kann. Entscheidend ist die Molekülgröße. Je kleiner das Hyaluronmolekül, desto größer die Wirkung, denn nur die kleinsten können durch unsere Haut diffundieren und somit ihre Wirkung entfalten.

Um Ihnen eine Dimension für die Wasserbindung darzustellen, ein Gramm Hyaluron kann bis zu 6 Liter Wasser binden. Hyaluron kann perfekt mit weiteren Wirkstoffen kombiniert werden, um ihre Wirkung zu erweitern, wie zu Beispiel Aloe Vera. In unserer Generation lässt der Hyaluronsäureanteil im Körper als natürliche Entwicklung nach. Zum Beispiel machen knackende Gelenke darauf aufmerksam, dass die Hyaluronsäure in der Gelenkflüssigkeit weniger wird. Vor allem aber verliert die Haut an Feuchtigkeit und Elastizität. In der Folge können Falten entstehen. Wird die Haut über einen längeren Zeitraum immer wieder mit Hyaluronsäure versorgt, wird sie praller und Falten werden reduziert. Auch in der Kosmetik kommt es beim Hyaluron auf die Größe an, wie wir es schon kurz beschrieben haben. Es gibt Hyaluronsäure in verschiedenen Molekulargrößen. Im Körper liegt Hyaluron meist als langkettige Verbindung mit hoher Molekülmasse vor. Für die Verbesserung der Haut hat sich Hyaluron mit kurzkettiger Verbindung bewährt. Sie hat eine niedrige Molekülmasse und kann daher tief in die Haut eindringen. Wie immer in unserem Buch begeben wir uns auch auf wissenschaftliche Ebene, denn je besser etwas belegt ist, desto besser ist auch die Wirkung.

Deshalb kurz noch zum Thema Molekülgrößen:

Molekülmasse 1.500 kD (kD steht für Kilodalton; Dalton bezeichnet die Molekülmasse) und größer wirkt nur kurzfristig und bildet einen feuchtigkeitsspendenden Film auf der Hautoberfläche. Molekülmasse 50 kD und kleiner wirkt langfristiger, wird im Bindegewebe der Haut gespeichert und hat eine nachhaltige

Anti-Falten-Wirkung. Oligohyaluronsäure ist die kleinste Hyaluronsäure mit einer Molekülmasse von 3 kD und kleiner. Es wird langfristig im Bindegewebe der Haut gespeichert und hat eine nachhaltige Anti-Falten-Wirkung mit großem Effekt.

Hyaluronsäure ist einer der wenigen Wirkstoffe, dessen Anti-Falten-Wirkung in Studien belegt ist. Trotzdem ist Hyaluron für uns kein Wundermittel, sondern eher ein beachtlicher Feuchtigkeitsspender.

Wie Sie wissen, sind wir Ärzte – ganz ohne medizinische Themen kommen wir nicht aus.

Dies soll kein medizinisches Buch über Krankheiten und klassische Vorsorgemaßnahmen sein. Vielmehr möchten wir durch die Beschreibung von wesentlichen, die Gesundheit erhaltenen Themen unserer Generation verhindern, dass es überhaupt zu wesentlichen Erkrankungen kommt – über die man heute unserer Meinung nach kaum oder zu wenig spricht. Eingangs deshalb nochmals kurz zum Thema „Mann und Frau“.

Die Frau – Der Mann

Circa 6.500 Gene unterscheiden Frauen und Männer, also nicht nur das allseits bekannte XY und XX Chromosom. Ein Unterschied der Folgen hat. Klar und verständlich ist, dass die Medizin, aber auch vorbeugende Maßnahmen, einen Unterschied zwischen Frauen und Männer machen. Ich werde dies als Frau, Ärztin und Internistin im nächsten Kapitel näher erklären.

Die Frau

Die genetischen Unterschiede bewirken in den Körperfunktionen massive Unterschiede im Bereich der Hormone, des Körperbaus, der Größe, Funktionen bestimmter Organe, Stoffwechsel und Energiehaushalt. Diese ganzen Unterschiede stehen in Wechselwirkung zu sozialen, biologischen und umweltbedingten Einflüssen. Frauen haben einen anderen Stoffwechsel. Dies ist zwar zumeist in medizinischen Fachkreisen bekannt, kaum jedoch in der Bevölkerung. Wir versuchen nun, Ihnen wesentliche Faktoren darzulegen. Frauen haben einen anderen Körperbau, mehr Fettgewebe, weniger Blutplasma, ein deutlich anderes Hormonsystem. Sie haben ein anderes Schmerzempfinden und andere Symptome, weshalb wesentliche Erkrankungen oft verspätet erkannt werden. Eines der bekanntesten Beispiele ist der Herzinfarkt.

Beginnen wir ausnahmsweise nicht mit der Generation 55+, sondern bei jungen Mädchen. Mädchen werden zum Beispiel mit Millionen Eiern geboren – und das muss reichen, sagt die Natur. Damit beginnt der „Reigen" des weiblichen Geschlechts. Ab der Pubertät erleben wir mit dem weiblichen Zyklus enorme hormonelle Schwankungen – und das eigentlich ein Leben lang. Unsere bestimmenden Hormone sind das Östrogen und das Progesteron aus den Eierstöcken, mit Kontrollfunktionen über das Gehirn. Hormone beeinflussen die weibliche Zukunft. Vor allem die Sprache, Empathie, soziale Fähigkeit und die Möglichkeit, Mutter zu werden. Was kaum bekannt ist, bereits mit Ende des dritten Lebensjahrzehntes bemerkt man als Frau häufig bereits eine zusätzliche Veränderung, einen Leistungsabfall. Das ungeliebte und häufig auch unbekannte Wort der Prämenopause beginnt, und damit auch häufig verbunden eine Abnahme der Konzentration, Merkfähigkeit und des Schlafes. Ab ca. Mitte 40 erfolgt eine weitere abfallende Hormonproduktion in den Eierstöcken. Psychische Belastungssymptome wie Ängstlichkeit, eventuell Panikattacken, Nervosität und Erschöpfung nehmen massiv zu. Häufig verbunden sind auch Veränderungen der Haut. Durch Abnahme der elastischen und kollagenen Fasern nimmt die Elastizität der Haut ab. In nichtakademischer Sprache bedeutet dies, dass die Falten beginnen und eine richtige Ernährung und selbstverständlich Hautpflege ist angesagt.

Allgemein bekannt für diese Lebensphase sind Hitzewallungen, Schweißausbrüche, Haarausfall und Herzrasen. Weniger bekannt sind Gelenksbeschwerden, diese haben seltener mit Rheuma oder Abnutzung zu tun als mit einer verminderten Bildung der Synovialflüssigkeit (Gelenksflüssigkeit). Als Frau fühlt sich alles plötzlich nicht richtig an, es ist nicht angenehm, man beginnt an der eigenen Weiblichkeit zu zweifeln. Ca. 30 Prozent der Frauen leiden unter diesen Problemen, Arztbesuche nehmen zu, genauso wie der Medikamentenkonsum, häufig auch von Psychopharmaka.

Mit ungefähr 50 Jahren sind nur mehr ca. 1% der ursprünglichen Eier vorhanden. Die letzte Regelblutung besiegelt die Menopause. Herzrasen, Blutdruckschwankungen, trockene Schleimhäute, Scheidentrockenheit und Libidoverlust sind die Folge. Diese Folgeerscheinungen sind hauptsächlich der Abnahme des Progesterons zuzuschreiben. Durch den etwas späteren Abfall des Östrogenspiegels entsteht das Risiko von Osteoporose sowie neurodegenerativen Erkrankungen. Zusammengefasst ist dies die Zeit der Perimenopause. Auf die Perimenopause folgt die Postmenopause, mit weiterem Abfall der Östrogene.

Getreu unserem Buchtitel „Wir reden nicht, wir tun es" möchten wir Ihnen aufzeigen, was man als Frau der Generation 55+ gegen diese Symptome und Probleme tun kann. Die Hormontherapie wird häufig sehr kontroversiell diskutiert und soll auch nicht das Thema dieses Buches sein. Kaum bekannt ist leider – wie bei vielen dieser Themen wissenschaftlich schwach belegt – dass die Ernährung und in Folge auch Nahrungsergänzungsmittel ein wichtiger Faktor sind.

Ernährung und ihr Einfluss auf die Hormone

Durch den Abfall der Östrogene kommt es zum Leidwesen vieler zu einer Gewichtszunahme. Es gibt Nahrungsmittel, die als Östrogenregler wirken und auf dem mitteleuropäischen Speiseplan häufig vorkommen, wie zum Beispiel Kohlgemüse, Brokkoli, Karfiol, Kohlsprossen, Kohlrabi, Blau- Weißkraut. Aber auch die Passionsfrucht, die Kamille und das Galanthamin aus dem Harz der Bienen (Propolis) wirken sich günstig aus. Genauso wichtig sind Omega-3-Fettsäuren.

Zu den Ernährungsthemen bereiten wir bereits das nächste Buch vor: „55+ – Wir reden nicht, wir kochen und essen“

Der Mann

Zumeist schreiben wir in unserem Buch aus einer kollektiven Perspektive, diesen Teil schreibe ich als Mann mit all seinen Stärken und Schwächen. Und speziell auch deshalb, da Männer aus welchen Gründen auch immer glauben – und ich war auch einer davon – dass es das Älterwerden nicht gibt und man beinahe unendlich gesund und aktiv ist. Krankheit gibt es nur für andere. Lassen Sie mich gleich mit dem Thema beginnen, was wir als Männer gar nicht hören wollen, nämlich die Wechseljahre des Mannes. Klimakterium virile ist ein natürlicher Bestandteil der Alterung bei Männern, bei der der Testosteronspiegel abnimmt. Grundsätzlich bewirken Androgene – allen voran das Testosteron – den Unterschied zwischen Mann und Frau. Neben den vorhin schon beschrieben 6.500 unterschiedlichen Genen.

Warum sich die Medizin bis heute mehr mit den weiblichen als den männlichen Geschlechtshormonen beschäftigt hat, hat einen schlichtweg einfachen Grund. Denn Urologen oder auch Endokrinologen haben diesbezügliche Nachteile gegenüber den Gynäkologen, weil Männer keine monatlichen Hormonumstellungen zu ertragen haben, nicht schwanger werden können und auch keine »Pille« brauchen.

Das Klimakterium virile, die Wechseljahre des Mannes, verursacht vor allem psychosoziale Beschwerden und Belastungen sowie eine zurückgehende sexuelle Aktivität, aber auch andere körperliche Symptome. Meist erst wenn es „im Bett" nicht mehr klappt oder wenn es durch eine Prostatahyperplasie (Vergrößerung) zu Problemen beim Harnlassen kommt, geht Mann zum Arzt. Urologen und Endokrinologen sind dann gefordert, sich mit dem männlichen Hormonhaushalt zu beschäftigen. Wobei auch der Mann zwischen dem 50. und 70. Lebensjahr an hormonellen Veränderungen leidet. Bei vielen Männern wird in dieser Phase ein Abfall der Testosteronproduktion beobachtet. Ein totaler Abfall der Testosteronproduktion wird hingegen fast nie beobachtet. Klimakterium virile ist die zutreffendste aller Bezeichnungen geworden, wobei eine Testosteronsubstitution nur in ausgewählten Fällen zu empfehlen ist.

Was spürt Mann beim Klimakterium Virile?

Die Beschwerden im Klimakterium virile sind ähnlich wie bei Frauen und sind auf den beschleunigten Rückgang des freien Testosterons zurückführen. Dies kann zu Leistungsabfall,

Hitzewallungen, Gewichtszunahme, Schlafunregelmäßigkeiten, Abnahme der Muskelmasse, Merk- und Konzentrationsschwäche, Abfall von Libido und Potenz und geringeren Bartwuchs führen. Zudem steigt das Risiko für Fettleibigkeit und Osteoporose.

Als Neurologe sehe ich neben den beschriebenen Symptomen etwas, das häufig auch zu Problemen führen kann, nämlich eine Reduzierung der Konzentrationsfähigkeit, Merkfähigkeit und Stimmungslage. Speziell depressive Verstimmungen und Antriebslosigkeit können zu Problemen führen. Glauben Sie mir, die Einnahme von Psychopharmaka bringt zumeist wenig, es gibt jedoch andere Möglichkeiten über die ich/wir noch schreiben werden. Grundsätzlich ist jedoch zu sagen, dass das Klimakterium virile mit deutlich geringeren spürbaren Auswirkungen behaftet, ist als das Klimakterium der Frau.

Osteoporose – Muskelabbau
Wesentliche Faktoren für die Aufrechterhaltung der Selbständigkeit

Wir waren als Ärzte viele Jahre auch in der Rehabilitation tätig und sahen, wie wichtig die Muskeln im Rahmen der Genesung sind. Dies ist jedoch nicht unser Thema, viel wichtiger ist, dass wir als gesunde 55+ Generation verhindern, dass wir Knochenmasse und Muskeln verlieren. Nachdem wir jetzt einen kleinen Schwenk in die Unterschiede zwischen Mann und Frau gemacht haben – wohl wissend, dass wir nur wenig darüber geschrieben haben, denn diese Themen würden mehrere Bücher füllen – schreiben wir letztendlich über einen nicht oder zu wenig ernst genommen Bereich, nämlich die Osteoporose und den Muskelabbau. Wir schreiben deshalb darüber, da beides nicht sein müsste.

Einige aktuelle Zahlen aus Deutschland

Ca. 5,2 Millionen Frauen und 1,1 Millionen Männer über 50 Jahre leiden an Osteoporose – anders ausgedrückt, eine von vier Frauen und einer von 17 Männern. Wie wesentlich diese Zahlen sind, zeigt, dass ca. 900.000 Deutsche pro Jahr neu an Osteoporose erkranken (Hadji P. Deutsches Ärzteblatt 2013).

Osteoporose (Knochenschwund) ist eine Skeletterkrankung, bei der sich die Knochensubstanz verstärkt abbaut. Dadurch werden die Knochen immer instabiler und brüchiger. Die Schwierigkeit dieser Erkrankung ist, dass am Anfang oft keine Beschwerden vorhanden sind. Im Verlauf können anhaltende Schmerzen wie Rückenschmerzen oder Spontanknochenbrüche entstehen. Auch Knieschmerzen sind wenig bekannte Folgen und werden deshalb nicht selten fehlinterpretiert. Die Knochen sind speziell nach den gegebenen Belastungen aufgebaut und sind in einem ständigen Umbauprozess. Was besonders wichtig ist: bei mangelnder Beanspruchung überwiegt der Knochenabbau, zum Beispiel bei Patienten, die lange bettlägerig sind. Aber auch fehlende Bewegung und das stundenlange Sitzen vor dem Fernseher oder Computer schwächt die Knochen. Gesunde Menschen unserer Generation können bis zu fünf Prozent pro Jahr ihrer Knochenmasse verlieren. Zusätzliche Risikofaktoren sind Rauchen, übermäßiger Alkoholkonsum und Untergewicht.

Nachdem wir Sie zum Thema Ursachen der Osteoporose hoffentlich nicht zu intensiv gequält haben, kommen wir zum wesentlichen Thema, wie man diesem Problem vorbeugen kann. Grundsätzlich möchten wir wieder betonen, dass wir nicht über eventuelle medikamentöse Therapien schreiben, sondern Ihnen alle anderen Möglichkeiten vermitteln wollen.

Was die Knochen stärkt

Eine kalziumreiche Ernährung ist ein wesentlicher Faktor gegen die Osteoporose. Besonders reich an Kalzium sind beispielsweise Milchprodukte, Brokkoli oder Nüsse. Vitamin D hilft, Kalzium aus der Nahrung durch die Darmwand zu schleusen. Schon ein mäßiger Mangel erhöht das Risiko für Osteoporose. Gebildet wird Vitamin D in der Haut unter Einfluss von UVB-Strahlen der Sonne. Mithilfe von UV-Licht wird in der Haut Vitamin D hergestellt. Mit dieser Eigenproduktion deckt der Körper sogar den größten Teil seines Bedarfs ab. Deshalb empfiehlt es sich, die Haut regelmäßig der Sonne auszusetzen. Wobei wir natürlich wissen, dass die UV-Strahlung der Sonne auch die Haut schädigt! Deshalb bitte vergessen Sie nicht den hochwertigen Sonnenschutz in ihrer Pflegecreme. Im Sommer verbringen Sie idealerweise täglich fünf bis 15 Minuten in der Sonne, im Frühling und Herbst zehn bis 25 Minuten. Es genügt, wenn Sie Gesicht und Hände der Sonne aussetzen, je nach Temperatur lassen Sie sie zusätzlich auf die unbedeckten Arme und Beine einwirken. Genauso wichtig ist die Zufuhr von ausreichend Eiweißen, unabhängig ob von Pflanzen oder Tieren. Vitamin-D-Präparate sollten nur nach Absprache mit einem

Arzt eingenommen werden. Mit regelmäßiger Bewegung wird dem Knochenabbau vorgebeugt, gleichzeitig wird er auch behandelt. Dabei ist es sehr wichtig, die richtige Bewegungsform beziehungsweise Sportart auszuwählen.

Gleich wichtig, aber viel weniger bekannt ist der Muskelabbau

Das Positive ist, dass sich Muskelabbau durch regelmäßige Bewegung und richtige Ernährung aufhalten und sogar umkehren lässt – unabhängig von Alter und Geschlecht. Um Ihnen ein Gefühl zu geben, wie wesentlich und schnell der Muskelabbau vor sich gehen kann: Wer eine Woche ans Bett gefesselt ist, kann bis zu 25 Prozent seiner Muskelmasse verlieren. Und es dauert mindestens sechs Wochen, bis diese bei regelmäßigem Training wieder aufgebaut ist. Ab dem 30. Lebensjahr baut der Mensch bis zu einem Prozent seiner Muskeln pro Jahr ab. Die Muskeln werden nach und nach in Fett umgewandelt. Ohne Sport büßt ein Mensch bis zum 80. Lebensjahr bis zu 40 Prozent seiner Muskelmasse ein. Mit 100 hat sich die Muskelmasse dann um 70 Prozent reduziert.

Muskelabbau lässt sich stoppen und verhindern

Das Wesentlichste ist, dass sich der Muskelabbau durch regelmäßige Bewegung und richtige Ernährung aufhalten und sogar umkehren lässt. Wie bemerkt man die Veränderungen der Muskulatur, welche, so wie in der Osteoporose, sehr langsam von sich gehen? Häufige Symptome sind Schwäche und

Gangunsicherheit (wie langsames Gehen, Stolpern). Die Ursachen sind wissenschaftlich bislang nicht vollständig geklärt. Es werden mehrere Faktoren wie Ernährung, Bewegungsarmut, hormonelle Veränderungen als Hauptursachen diskutiert.

Die Muskulatur muss also gezielt trainiert werden, damit sie sich nicht weiter reduziert.

Wir reden nicht, wir beginnen mit körperlicher Aktivität und Sport

Sport und körperliche Aktivität sind eine der wichtigsten Möglichkeiten, um aktiv und gesund zu bleiben. Um Eingangs keine Missverständnisse aufkommen zu lassen, Sport ist nicht gleichgesetzt mit Leistungssport. Sport bedeutet regelmäßige körperliche Aktivität, um das Herz Kreislaufsystem und die Muskulatur gesund und aktiv zu halten. Eingangs ist es uns als Ärzte extrem wichtig zu betonen, dass eine sportmedizinische Kontrolle dringend zu empfehlen ist, bevor Sie wieder Sport betreiben und körperlich aktiv werden möchten, um Risiken zu reduzieren und optimale gesundheitliche Effekte erzielen zu können.

Empfehlungen der WHO

65 Jahre und darüber: Für Erwachsene dieser Altersgruppe beinhaltet körperliche Aktivität Freizeitsport, Fortbewegung (z. B. Gehen oder Radfahren), berufliche Tätigkeiten (falls die Person noch im Arbeitsleben steht), Hausarbeit, Spielen, Ballspiele,

Sport oder geplante Leibesübungen im Kontext der täglichen, familiären oder gemeinschaftlichen Aktivitäten.

Erwachsene im Alter von 65 Jahren und älter sollten wöchentlich mindestens 150 Minuten aerobische *(Erklärung folgt) körperliche Aktivitäten mit moderater Intensität oder wöchentlich mindestens 75 Minuten aerobische körperliche Aktivitäten mit hoher Intensität oder eine äquivalente Kombination aus Aktivitäten mit moderater und hoher Intensität absolvieren. Die aerobische Aktivität sollte in Einheiten von mindestens 10 Minuten absolviert werden. Um gesundheitlich noch stärker zu profitieren, sollten Erwachsene ab 65 Jahren ihre aerobische körperliche Aktivität mit moderater Intensität auf 300 Minuten wöchentlich steigern, oder wöchentlich 150 Minuten aerobische körperliche Aktivität mit hoher Intensität oder eine äquivalente Kombination aus Aktivitäten mit moderater und hoher Intensität absolvieren. Muskelkräftigende Aktivitäten (Krafttraining), welche die großen Muskelgruppen miteinbeziehen, sollten an zwei oder mehr Tagen je Woche absolviert werden.

Wir bemühen uns immer, so wenige Fachausdrücke wie möglich zu verwenden. Manchmal kann man es aber schwer verhindern. Deshalb erklären wir nun, was aerob und anaerob ist, und welche Tätigkeiten gemeint sind. Die beiden Begriffe stehen im Zusammenhang mit den Stoffwechselprozessen in unserem Körper. Aerob sind Prozesse, die mit Sauerstoff stattfinden, anaerob hingegen jene, die ohne Sauerstoff ablaufen. Unsere Muskeln benötigen Energie, um arbeiten zu können. Diese Energie kann auf zwei Arten bezogen werden, aerob (= mit Sauerstoff) oder anaerob (= ohne Sauerstoff). Die Begriffe beziehen sich also auf den Sauerstoffverbrauch bei der Energieumwandlung im menschlichen Körper.

Aerober Energiestoffwechsel

Vom aeroben Energiestoffwechsel spricht man, wenn beim Verbrennen von Kohlenhydraten und Fetten Sauerstoff verbraucht wird. Auf diese Weise wird Energie für die Muskelarbeit gewonnen. Dies funktioniert bei niedriger Trainingsbelastung wie langsamem Dauerlauf, langsamem Schwimmen etc. Die Muskelfasern gewinnen ihre Energie aus dem Sauerstoff, den sie aus dem Blut aufnehmen. Sie kontrahieren recht langsam und werden deshalb für Bewegungen mit geringem Kraftaufwand und hoher Wiederholungsfrequenz beansprucht.

Anaerober Energiestoffwechsel

Bei schnellen, intensiven Trainings mit hoher Belastungsintensität benötigt der Körper in kürzester Zeit mehr Energie. Die aerobe Energiegewinnung reicht dafür nicht mehr aus. Deshalb wandelt der Körper die Kohlenhydrate nun ohne Sauerstoff durch Milchsäuregärung in Energie um. Dabei fällt Laktat an. Dies nennt man den anaeroben Energiestoffwechsel. Fette werden in diesem Bereich nicht verbrannt, denn dafür benötigt der Körper zwingend Sauerstoff. Die anaerobe Energieausbeute ist dabei weitaus geringer und kann nicht so lange aufrechterhalten werden. Bei länger andauernder Belastung kann es durch das anfallende Laktat zu einer Übersäuerung der Muskeln und zu einem Leistungsabfall kommen. Typische Sportarten mit anaerobem Energiestoffwechsel sind Sprints oder Tempodauerlauf, Gewichtheben bzw. Krafttraining, aber auch Yoga und Leistungssport, wenn der Körper für kurze intensive Phasen über seine Belastungsgrenze kommt. Anaerobes Training nutzt Muskelfasern, die ihr Volumen erhöhen können, dafür aber auch mehr Energie verbrauchen und schneller ermüden.

Kraftsport

Intensiver Kraftsport ist eine typische Sportart für anaerobes Training. Beim Trainingsziel Fettverbrennung/Abnehmen und zur Steigerung der Ausdauer ist ein aerobes Training im unteren Pulsbereich bei längerer Trainingszeit effektiv. Für Leistungssteigerung und Muskelaufbau wird ein anaerobes Training im oberen Pulsbereich bei kürzerer Trainingszeit empfohlen. Gleichzeitig gilt aber auch, dass beide Prozesse der Energiegewinnung nicht im Gegensatz zueinanderstehen, sondern sich ergänzen. In der Sportpraxis kommt es sogar meist zu einem kombinierten Auftreten beider Formen: je nach Intensität des Trainings wechselt der Körper zwischen aeroben und anaeroben Phasen hin und her. Dieser kleine Ausflug in die Trainingslehre zeigt, wie komplex und wichtig es ist, seinen Körper – auch wenn man älter wird – aktiv zu halten.

Empfehlungen der WHO sind schön und gut, auch verständlich und nachvollziehbar. Die Realität ist jedoch deutlich von dem entfernt, was empfohlen wird. Um ein Beispiel zu nennen: In Deutschland erreichen unter den 60- bis 69-Jährigen nur

16,8 Prozent der Frauen und 19,3 Prozent der Männer sowie unter den 70- bis 79-Jährigen nur 11,0 Prozent der Frauen und 16,5 Prozent der Männer einen Umfang körperlicher Aktivität entsprechend der Bewegungsempfehlungen der WHO. Einige grundsätzliche Fakten können wir einfach nicht wegdiskutieren, aber wir können diese beeinflussen. Die körperliche Leistungsfähigkeit sinkt im Laufe unseres Lebens. So verlieren wir ab dem 20. bis zum 70. Lebensjahr bis zu 40 Prozent unserer Muskelmasse. Nach dem 30. Geburtstag nimmt die Ausdauerleistung pro 10 Jahre um bis zu 15 Prozent ab, und ab dem 50. Lebensjahr büßen wir bis zu 15 Prozent der Kraft ein. Besonders wichtig ist Sport als Schutzfaktor gegen chronisch degenerative Erkrankungen. Diverse Studien belegen diesen Effekt.

Einer Analyse des Oslo University Hospitals von rund 5.700 älteren Norwegern zufolge verlängert sich die Lebenserwartung um fünf Jahre, wenn man körperlich aktiv ist. Diese 5.700 Norweger betätigten sich pro Woche drei Stunden körperlich. Darüber hinaus konnten sie erhebliche Leistungszuwächse erzielen. Sie konnten mit gezieltem Krafttraining die Leistungsfähigkeit eines unsportlichen 20- bis 30-Jährigen erreichen.

Nach der sogenannten PACE-Studie (Performance Age Competition Exercise) von Leyk zeigt sich das Phänomen auch im Ausdauerbereich. Die Studie untersuchte die Laufzeiten von etwa 900.000 Marathonläufern zwischen 20 und 79 Jahren. Ein Viertel der 65- bis 69-jährigen Teilnehmer lief schneller als die Hälfte der 20- bis 54-jährigen Konkurrenten. Jeder vierte ältere Marathonläufer trainierte erst seit fünf Jahren.

Eine bevölkerungsgestützte Studie aus Schweden zeigt: Männer, die Sport erst mit 50 Jahren auf ein hohes Niveau steigerten, hatten nach mehr als zehn Jahren kontinuierlichen Trainings eine Sterberate wie jene, die immer stark aktiv gewesen waren. Wer ab dem 50. Lebensjahr Sport treibt, beugt außerdem Diabetes, Osteoporose, Herz-Kreislauf- und sogar einigen Krebserkrankungen vor. Zudem werden Rücken-, Knie-, sonstige orthopädische Schmerzen oder Stürze im Alter verhindert oder zumindest reduziert.

Nach einer Untersuchung der Kölner Sporthochschule konnten sogar 90-Jährige ihre Leistung beim Krafttraining um nahezu 150 Prozent steigern. Ein weiteres wichtiges, aber auch häufig unterschätztes Problem ist der Schmerz – ab einem Alter von 50 Jahren kann Bewegung sogar vor Schmerzen schützen, wie eine irische Studie gezeigt hat. Im Lauf der Jahre kristallisiert sich ein deutlicher Zusammenhang zwischen körperlicher Aktivität und Schmerzen heraus. In dieser Langzeitstudie mit über 50-Jährigen hatten körperlich wenig aktive Teilnehmer ein doppelt so hohes Risiko, innerhalb von zwei Jahren stark beeinträchtigende Schmerzen zu entwickeln. Sportlich Inaktive hatten schon zu Studienbeginn häufiger Schmerzen. Für die Studie wurden die Daten von 8.175 über 50 Jahre alten Teilnehmern der TILDA-Studie (The Irish Longitudinal Study on Ageing) gesammelt und ausgewertet. Die inaktiven Teilnehmer nahmen zudem öfter Medikamente gegen die Schmerzen ein als Probanden, die sich an das von der WHO empfohlene Minimum von 150 Minuten moderatem Sport pro Woche hielten. Im Verlauf der Studie wurde der Zusammenhang von körperlicher Inaktivität und

Schmerzniveau immer deutlicher. Teilnehmer, die ursprünglich schmerzfrei waren, aber sich wenig bis gar nicht sportlich betätigten, hatten ein signifikant höheres Risiko, in die höchste Schmerzkategorie aufzusteigen als sportlich aktive Teilnehmer.

Um wieder bei Mann und Frau zu sein, vor allem Frauen unserer Generation sind körperlich zu wenig aktiv.

In der Studie waren es vor allem ältere Frauen mit eingeschränkter körperlicher und/oder psychischer Gesundheit, die sich vergleichsweise wenig bewegten; vor allem aus Angst, eine bestehende Erkrankung zu verschlimmern. Insgesamt nahm die körperliche Aktivität ab 60 Jahren bei den Teilnehmern deutlich ab: Von den über 60- Jährigen erreichten nur 38 Prozent das empfohlene Aktivitätsniveau.

Was für mich als Neurologe besonders wichtig und im Allgemeinem viel zu wenig bekannt ist: auch das Gehirn ist trainierbar. Allerdings nicht nur wie man allgemein erwartet durch geistige Aktivität, sondern auch im Speziellen durch körperliche. Durch die Mehrdurchblutung, Konzentration und Koordination beim Sport steigen die Aufmerksamkeit und die geistige Leistung. Die Konzentration wird verbessert, das Auftreten einer Demenz lässt sich verzögern. Seit wenigen Jahren wissen wir auch, dass es zur Neubildung von Gehirnzellen kommen kann.

Welche Sportarten sind nun besonders effektiv, um das Gehirn leistungsfähig zu halten? Das Forscherteam unter Beteiligung von Professor Dr. Uwe Pühse und Dr. Sebastian Ludyga von der Universität Basel wertete insgesamt 80 Studien zu dem Thema aus, um einige wenige zentrale Charakteristika zu identifizieren. Demnach scheinen Ausdauertraining, Krafttraining oder ein Mix aus diesen Bereichen die kognitive Leistungsfähigkeit zu verbessern. Weitaus effektiver sind indes koordinierte und herausfordernde Sportarten, die komplexe Bewegungsmuster und die Interaktion mit den Mitspielern erfordern. Die Koordination während einer Sportart scheint sogar noch wichtiger zu sein als der Gesamtumfang der sportlichen Aktivität, so die Autoren der Untersuchung. Ein höheres Gesamtvolumen an sportlicher Aktivität führt nicht notwendigerweise zu einer dementsprechend höheren Wirkung auf die geistige Fitness. Erst über einen längeren Zeitraum hinweg verspricht eine längere Dauer pro Trainingseinheit eine größere Verbesserung der kognitiven Leistungsfähigkeit (Gehirnleistung).

Britische Wissenschaftler von der Loughborough University fanden aus den Daten von mehr als 60.000 Personen heraus, dass auch Wochenendsportler ihr Sterberisiko um 30 Prozent senken können und kein deutlicher Unterschied in den erzielten Ergebnissen zwischen täglich Sportelnden und Wochenendsportlern nachgewiesen werden konnte. So reicht es aus, sich ein oder zwei Mal körperlich zu verausgaben. Wer sich mindestens drei Mal in der Woche fit hält, kann sein Krebsrisiko außerdem um bis zu 21 Prozent senken.

Demenz und körperliche Aktivität

Eine immer wichtiger werdende Frage ist, inwieweit sich demenzielle Entwicklungen durch körperliche Aktivitäten und Sport hintanhalten lassen. In verschiedenen Studien konnte gezeigt werden, dass regelmäßige körperliche Aktivität im aeroben Bereich das Risiko eines Abbaus kognitiver Leistungsfähigkeit bei älteren Personen um bis zu 37 Prozent (Demenz vom Alzheimer-Typ) reduziert.

Lassen Sie uns das Thema Gehirn und die Auswirkungen von Training aufgrund der Wichtigkeit noch etwas genauer beschreiben: Ausdauersport steigert nicht nur die körperliche, sondern auch die geistige Leistungsfähigkeit – viele Studien bestätigen etwa eine positive Korrelation zwischen dem körperlichen Fitnesszustand und dem Hirnvolumen. So gibt es mehrere Befunde, die darstellen, dass eine halbe Stunde Ausdauersport die geistige Leistungsfähigkeit stärker fördern kann als jede Form des „Gehirnjoggings".

Eine Frage des Volumens: Forscher des Universitätsklinikums Bergmannsheil verglichen die Gehirne von Athleten mit denen „normaler" Menschen. Es zeigte sich, dass das Gehirn von gut trainierten Sportlern in bestimmten Bereichen, vor allem im sogenannten supplementären motorischen Areal, durchschnittlich deutlich mehr Hirnsubstanz aufweist als jenes von Nichtsportlern. Jenes Hirnareal ist unter anderem für das Erlernen neuer Bewegungsfolgen zuständig. Zudem zeigte die Untersuchung, dass Leistungssportler aus Ausdauerdisziplinen im Durchschnitt über eine vergrößerte Hippocampus-Hirnregion verfügen. Diese ist die am stärksten veränderbare Struktur im Gehirn.

Schnelle Effekte für das Gehirn

Eine weitere gute Nachricht: Das Gehirnwachstum beginnt schon nach wenigen Trainingswochen. Dies zeigte eine Studie kanadischer Forscher. Diese ließen ihre Probanden – unsportliche Erwachsene – zweimal wöchentlich je eine Intervalltrainings-Einheit durchführen. Die Ergebnisse: Nach vier Monaten konnte bei den Probanden neben der deutlich verbesserten Kondition auch eine enorme Steigerung der geistigen Leistungsfähigkeit festgestellt werden. Der Wirkungsmechanismus dahinter: Das Training sorgt dafür, dass das Gehirn besser durchblutet – und damit auch vermehrt mit Sauerstoff versorgt – wird. Infolge eines erhöhten Blutflusses werden neben dem Sauerstoff auch andere Stoffe, etwa Hormone, effektiver transportiert. Durch ein regelmäßiges Training über Jahre hinweg kann es zu tiefgreifenden Veränderungen der Hirnstruktur kommen, wie etwa zu einer vermehrten Bildung neuer Synapsen oder zur Festigung bereits bestehender Hirnstrukturen.

Studie der Universität Greifswald

Zusammenfassend lässt sich sagen, je besser die Fitness bzw. der Trainingszustand der Teilnehmer war, desto größer war auch ihr Gesamthirnvolumen – und desto größer war der Anteil der grauen Substanz. In den Hirnen der sporttreibenden Menschen fanden sich zudem klar größere Hippocampus-Areale sowie Vergrößerungen weiterer Gehirnregionen. Jene positiven Effekte wurden in allen Altersklassen gefunden. Sie konnten sowohl bei jungen als auch bei älteren Menschen nachgewiesen werden. Das Fazit der Forscher: Vieles deutet darauf hin, dass lebenslanges

Sporttreiben den Abbau der Gehirnmasse im Alter verlangsamt, wodurch Menschen körperlich und geistig länger fit bleiben. Fakt ist: Wer regelmäßig trainiert, verringert das Risiko für kognitive Einbußen um ein Vielfaches. Allerdings nehmen diese positiven Effekte beziehungsweise Adaptionen wieder ab, wenn man mit dem Sport aufhört. Einige Studien zeigen, dass bereits drei kürzere Sporteinheiten pro Woche ausreichen können, um ein Wachstum der Gehirnmasse zu begünstigen.

Forschung der Universität Ulm

Eine Forschungsgruppe der Universität Ulm teilte 80 Personen in zwei Gruppen ein. Die einen sollten vier Monate lang dreimal pro Woche ein Lauftraining absolvieren. Die anderen trieben keinen Sport. Vor, während und nach den vier Monaten testeten die Wissenschaftler die Konzentrationsfähigkeit, das räumliche Vorstellungsvermögen und das Gedächtnis aller Teilnehmer. Durch das Lauftraining verbesserten sich die räumliche Vorstellungskraft und die Konzentrationsfähigkeit der Probanden messbar. Die Forscher vermuteten außerdem, dass sich neben den bestehenden positiven Effekten zudem eine dauerhafte Beeinflussung des Hormonhaushalts durch das regelmäßige Training ergab.

Physis und Psyche – Körper und Geist:

Durch welche Effekte genau diese trainingsbedingten Umbauprozesse innerhalb des Gehirns hervorgerufen werden, ist bis heute noch nicht eindeutig geklärt. Rein entwicklungsbiologisch gesehen seien diese logisch zu erklären, so Stefan Schneider, Sportwissenschaftler an der Deutschen Sporthochschule Köln: „Schon beim Aufwachsen ist Bewegung ein fundamentales Prinzip für die Entwicklung des Gehirns." Daher ergibt es natürlich Sinn, dass Bewegung und Training auch im Erwachsenenalter positive Auswirkungen haben. Sport trägt nicht nur zu einer besseren Leistungsfähigkeit bei, sondern hilft auch dabei, geistig länger fit zu bleiben.

Auch aktives und dynamisches Gehen ist wertvoll

Dynamisches Gehen fördert unmittelbar die Hirndurchblutung – dies konnte in Experimenten gezeigt werden. Die regelmäßigen Erschütterungen, welche bereits durch die ganz gewöhnliche Belastung beim Gehen verursacht wird, führen dazu, dass Druckwellen die Gefäße stoßweise durchfluten, berichteten Wissenschaftler auf der jährlich stattfindenden Tagung „Experimental Biology" in Chicago. Dieser hydraulische Effekt wirkt sich positiv auf die Blutversorgung des Gehirns aus (Quelle: Acute Effects of Walking on Human Internal Carotid Blood Flow, Ernest R. Greene et al.; Experimental Biology)

Wie in unserem Buch auch immer wieder beschrieben, ergeben sich auch im Bereich der körperlichen Aktivität Unterschiede zwischen den Geschlechtern: insbesondere bei der Bewegungsintensität, nicht aber bei der jeweiligen Sportart. Ein hartes und intensives Training scheint sich besonders für männliche Sportler auszuzahlen. Kombiniert mit einer allmählichen Steigerung der Intensität führt dies zu einer deutlich stärkeren

Verbesserung der kognitiven Leistungsfähigkeit über einen längeren Zeitraum. Im Gegensatz dazu verschwindet der positive Effekt bei Frauen, wenn die Intensität zu schnell gesteigert wird. Die Ergebnisse der vorliegenden wissenschaftlichen Auswertung legen nahe, dass Mädchen und Frauen Sport mit niedriger bis mittlerer Intensität ausführen sollten, wenn sie ihre kognitive Leistungsfähigkeit steigern wollen. (Quelle: Universität Basel / Universität Tsukuba /Nature Human Behaviour)

Muskuläre Entwicklung

Es gibt jedoch auch wesentliche Unterschiede zwischen Mann und Frau im Bereich der muskulären Entwicklung. Primär wird der Muskelaufbau durch das Hormon Testosteron beeinflusst. Bei Männern kommt dieses in höherer Konzentration vor als bei Frauen, sodass Männer deutlich mehr Muskelmasse aufbauen können. Der geringe Testosterongehalt im Körper der Frau führt dazu, dass keine großen Muskelberge aufgebaut werden können. Im Vergleich zum Mann hat die Frau 60 Prozent weniger Muskelfaserkerne. Deshalb reagieren Frauen besser auf höhere Trainingsvolumen (Einheiten/Woche) als Männer. Das heißt, das 2-3 pro Woche die gleiche Muskulatur trainiert werden kann. Aufgrund des niedrigeren Testosteronspiegels sollten Frauen die Trainingseinheiten etwas kürzer gestalten. Trainingseinheiten von 35-45 Minuten sind dabei ideal. Kräftige Muskeln sind ein wesentlicher Faktor für mehr Unabhängigkeit, Stürze können durch starke Muskeln und verbesserter Reaktion vermieden werden. Wir können Ihnen sicherlich hunderte Patienten nennen, welche wir im Laufe unserer Berufslaufbahn nach Stürze und zumeist mit schweren Verletzungen behandelt habe. Großteil waren die Stürze durch muskuläre Schwäche verursacht.

Latest News

Knapp bevor wir dieses Buch fertigstellten, wurde eine entscheidende Studie in JAMA (Bryant j Strengthenening and Aerobic activity…2022), eine der wissenschaftlich anerkanntesten Fachzeitschriften für innere Medizin, veröffentlicht: Diese neue Studie aus den USA hat nun untersucht, ob Krafttraining im Alter einen ähnlich gesundheitsfördernden Effekt hat wie Ausdauertraining. Um zu vermeiden, dass Krankheiten oder ungesunde Lebensgewohnheiten das Ergebnis beeinflussen, wurden 14 Risikofaktoren wie Rauchen, Alkoholkonsum, Übergewicht, Krebs und andere Erkrankungen bei der Berechnung berücksichtigt und ausgeschlossen. Für die Studie haben 115.489 Menschen über 65 Jahren ihre sportlichen Aktivitäten über einen Zeitraum von knapp acht Jahren an die Forscher übermittelt. Gleichzeitig wurden Todesfälle der Probanden in dieser Zeit erfasst. Das Ergebnis: Für über 65-Jährige hat die Kombination von Kraft- und Ausdauertraining den größten Effekt auf die Gesundheit.

Aber auch für sich alleine haben die unterschiedlichen Trainingsarten eine große Wirkung auf die Gesundheit: Zweimal Krafttraining plus 150 Minuten moderates Ausdauertraining pro Woche reduziert das Risiko für die Gesamtsterblichkeit um etwa 30 Prozent im Vergleich zu keiner sportlichen Betätigung. Zweimal Krafttraining pro Woche allein reduziert das Risiko um durchschnittlich zehn Prozent. 150 Minuten moderates

Ausdauertraining pro Woche führt zu einer Verringerung des Risikos um 25 Prozent. Das Fazit der Studie: Ausdauertraining hat einen etwas stärkeren Effekt auf das allgemeine Sterberisiko als Krafttraining. Ideal sind dafür 150 Minuten Ausdauersport oder mehr pro Woche. Wer allerdings Joggen, Walken oder Schwimmen nicht so sehr mag, tut sich auch mit Krafttraining etwas Gutes. Die Autoren empfehlen dann, zwei bis sechs Einheiten Krafttraining pro Woche in den Alltag einzubauen. Dieses Trainingspensum ist am effektivsten, um das Risiko der allgemeinen Sterblichkeit zu verringern.

Sport ist auch für Menschen über 85 Jahre wichtig

Eine weitere Schlussfolgerung der Forschenden war, dass auch Menschen über 85 Jahren von Kraft- und Ausdauertraining profitieren. Wenngleich die Auswirkungen des Trainings in dieser Altersgruppe nicht ganz so stark waren, verzeichneten die Wissenschaftler dennoch eine positive Entwicklung: Das Sterberisiko verringerte sich um etwa vier Prozent mit Krafttraining, um 19 Prozent mit Ausdauertraining und um 28 Prozent in der Kombination der beiden Trainingsarten.

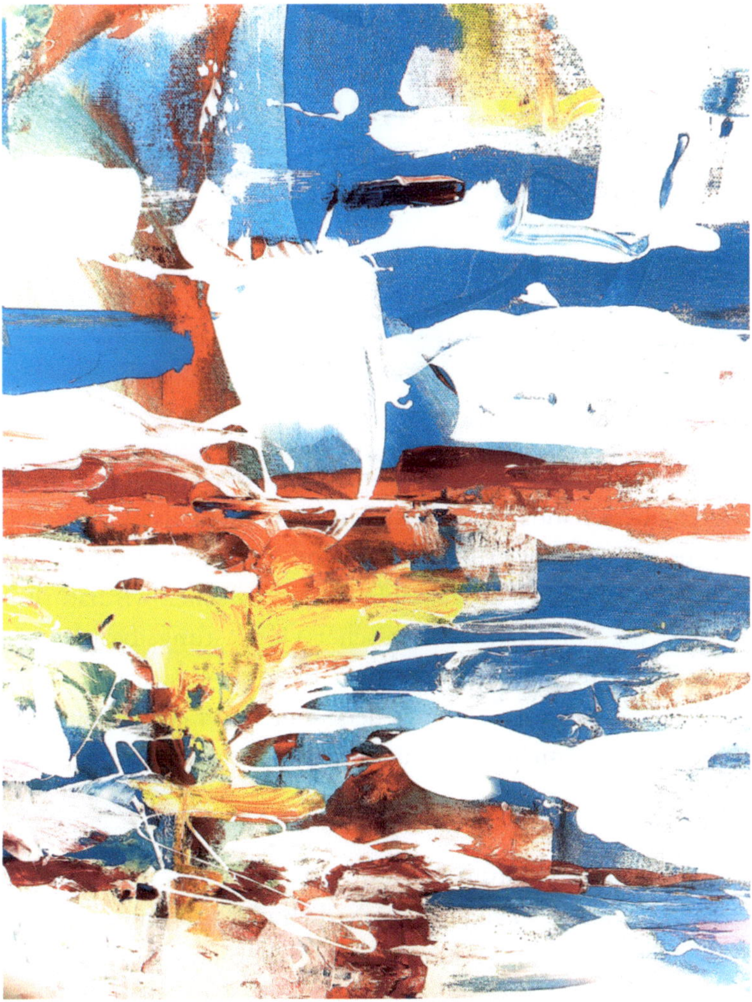

She and He – He and She
Dagmar Grieshofer 2022

Welche Sportarten sind für die Generation 55+ vernünftig?

Oder anders ausgedrückt, was fördert unsere Gesundheit mit geringen überschaubaren Risiken? Uns ist es mehr als nur bewusst, dass es immer schwierig ist, Tipps und Empfehlungen über die richtigen Sportarten zu schreiben. Als Ärzte sehen wir natürlich zumeist die Folgen von chronischer Überlastung, beziehungsweise Verletzungen und Unfällen. Lassen Sie uns einfach einige persönliche Gedanken dazu teilen – auch auf die Gefahr hin, dass es dadurch sicherlich einige Aufschreie geben wird.

Viel bewegen, wenig belasten

Belastungen für Gelenke sind sicherlich nicht zu unterschätzen, speziell bei Sportarten mit extremen Stop-and-Go-Bewegungen. Das abrupte Abbremsen belastet Gelenke und Bänder. Arthrosen (Abnützungserscheinungen) in den Gelenken sind in unserer Generation nichts Ungewöhnliches und nehmen mit dem Alter zu. Auf die vielfältigen Ursachen dezidiert einzugehen, würde den Rahmen dieses Buches sprengen.

Sanfte Bewegung regt den Stoffwechsel in den Gelenken an und sorgt dafür, dass die Nährstoffe aus der Gelenkschmiere quasi in den Knorpel einmassiert werden. Wobei die Regelmäßigkeit wichtiger ist als ein Monsterprogramm einmal pro Woche. Entscheidend ist es, die Gelenke möglichst schonend zu bewegen. Zu den geeigneten Sportarten zählen z.B. Schwimmen, Radfahren oder Wandern auf ebenen Wegen. Auch ein täglicher Spaziergang sorgt für Pluspunkte auf dem Bewegungskonto. Um weiteren Schädigungen des Knorpelgewebes vorzubeugen, sollte eine Überbelastung der betroffenen Gelenke vermieden werden. Egal ob Freizeit oder Beruf – die körperlichen Leistungsgrenzen sollten beachtet und regelmäßige Ruhepausen eingelegt werden. Auch monotone Bewegungsmuster wie langes Bergabgehen oder belastende Körperhaltungen (z.B. Garten- oder Hausarbeiten im Knien) schaden den Gelenken. Überdenken Sie Sportarten, welche mit einem erhöhten Verletzungsrisiko verbunden sind. Verletzungen sind für unsere Generation immer mit einem längeren und problematischeren Heilungsverlauf sowie Komplikationen verbunden.

Lassen Sie uns nun einige Sportarten etwas detaillierter besprechen, von denen wir der Überzeugung sind, dass sie für unsere Generation gut geeignet sind. Wie wir eingangs beschrieben haben, geht es im Bereich 55+ Active Living nicht um Leistung, sondern um Vorbeugung um aktiv zu bleiben. Deshalb haben wir auch solche Sportarten ausgewählt, die diese Voraussetzungen erfüllen:

- Walking/Nordic Walking
- Schwimmen
- Radfahren

- Tanzen
- Krafttraining
- Golf
- Schilanglauf
- Pickelball

Nordic Walking:

Zu den Sportarten, die sich für uns besonders gut eignen, gehört Nordic Walking. Die gleichmäßigen runden Bewegungen beim Nordic Walking sorgen für eine Entspannung des Schulter- und Nackenbereichs und sind perfekt für Menschen mit Rücken- und Knieproblemen geeignet. Diese Sportart hat sich seit den Neunziger Jahren zu einer Trendsportart entwickelt und bringt vielerlei positive Effekte für unseren Körper:

- Stärkung des Herz-Kreislaufsystems
- Erhöhte Sauerstoffaufnahme
- Hoher Kalorienverbrauch
- Verbesserte Kondition
- Verbesserung des Gleichgewichtssinns

Beim Nordic Walking werden, wenn man es richtig durchführt, rund 90 Prozent der Körpermuskulatur gebraucht. Die Stärkung der Muskulatur erfolgt vor allem im Gesäß-, Bein-, Schulter-, Rücken- und Hüftbereich. Neben den Muskeln trainiert das Walken auch die Koordination und den Gleichgewichtssinn, womit auch das Sturzrisiko deutlich vermindert wird. Entscheidend ist es jedoch, es regelmäßig zu machen, denn nur dann kommt es dauerhaft zu den äußerst positiven Effekten.

Ausrüstung für das Nordic Walking

Grundsätzlich sollte man sich, wenn man mit einer Sportart neu beginnt bzw. sich neu ausstattet, von Experten beraten lassen, die sich auch speziell mit den Bedürfnissen unserer Generation auseinandersetzen. Die Entwicklungen gehen in vielen Bereichen sehr schnell voran und sind für den Einzelnen kaum überschaubar. Die wichtigsten Utensilien sind natürlich die Nordic Walking Stöcke. Diese verfügen über ein spezielles, auf die typischen Bewegungsabläufe abgestimmtes Schlaufensystem. Die Länge entspricht in etwa zwei Drittel der Körpergröße, wobei auch die Beinlänge ausschlaggebend ist. Für das Nordic Walking sind Walkingschuhe ideal, klassische Laufschuhe sind nicht optimal, da der Aufbau für ein anderes Bewegungsmuster entwickelt wird. Damit das Nordic Walking möglichst gelenkschonend vonstatten geht, ist das Beherrschen der korrekten Technik sehr wichtig. Entscheidend ist es, die häufigsten Fehler direkt von Anfang an zu vermeiden. Trainingskurse und Schulungen werden breit angeboten.

Schwimmen – Aqua Fitness

Ein großer Vorteil des Schwimmens liegt darin, dass im Wasser ein Zustand eines reduzierten Körpergewichts herrscht und es somit keinerlei Stöße, Schläge oder Erschütterungen im Gelenk gibt. Durch die Auftriebskraft des Wassers liegt das Körpergewicht nur bei einem Siebtel des eigentlichen Gewichtes. Die Muskulatur lässt sich so gezielt trainieren, ohne dabei die Gelenke zu überlasten. Durch das Training im Wasser, also Schwimmen oder Aqua-Fitness, trainiert man zunächst die Muskulatur, insbesondere im Rückenbereich, den Schultern und Beinen. Darüber hinaus wird ebenfalls die tiefliegende Muskulatur im Bereich des Rumpfes trainiert, ganz besonders beim Rückenschwimmen. Bei korrekter Schwimmtechnik kommt es zu einem verbesserten Zusammenspiel verschiedener Muskelgruppen.

Schwimmen ist auch Ausdauertraining. So kann man durch ein regelmäßiges Schwimmtraining, etwa ein bis zweimal wöchentlich, schon nach wenigen Wochen eine niedrigere Herzfrequenz bei Belastung und im Ruhezustand feststellen. Die niedrigere Herzfrequenz hat positive Auswirkungen auf das alltägliche Leben. Lassen Sie uns ein kleines mathematisches Beispiel anführen – wir sind zwar keine großen Mathematiker, aber diese Rechnung geht, wie Sie sehen werden, auf: Senkt man den Herzschlag pro Minute um nur fünf Schläge, wirkt sich das als enorme Arbeitserleichterung für das gesamte Herzkreislaufsystem aus. Das Ergebnis ist eine beeindruckende Zahl: 216.000 (!) Herzschläge pro Monat weniger.

Zusätzliche Effekte:
- Kalorienverbrauch je 30 Minuten Schwimmen bis zu 350 Kalorien
- Anregung des Herz-Kreislauf-Systems
- Optimale Durchblutung des Körpers (wichtig auch für Asthma-Patienten)
- Stärkung des Immunsystems
- Wasser eignet sich durch die Auftriebskraft hervorragend für ein positives Körpergefühl und als Stressbewältigung

Die Wassertemperatur sollte bei längeren Aufenthalten im Wasser 24° bis 26°C nicht unterschreiten, da Wasser den Körper etwa vierzehnmal schneller auskühlt als die Luft.

Welche Schwimmstile sind optimal?

Rücken- und Brustschwimmen

Für Beginner wie Wiedereinsteiger ist durch den relativ geringen Schwierigkeitsgrad zunächst Rücken- sowie Brustschwimmen besonders geeignet. Beim Brustschwimmen werden vor allem Brust-, Schulter-, und Armmuskulatur, gleichzeitig, aber auch das Herz-Kreislauf-System trainiert. Rückenschwimmen eignet sich gerade bei Nackenbeschwerden durch die unproblematische Kopfhaltung. Unkompliziert ist beim Rückenschwimmen auch die Atemtechnik. Der Kopf wird vom Wasser getragen, wodurch die Muskeln der Wirbelsäule und im Hals- und Rückenbereich entlastet werden. Der Kopf darf nicht an die Brust gezogen werden, weil sonst die Halswirbelsäule zu stark beansprucht wird.

Kraulen

Besonders positiv auf den Energieverbrauch und die Armmuskulatur wirkt sich Kraulschwimmen aus. Die Arme leisten beim Kraulen fast 80 Prozents des Antriebs. Das Kraulen stellt hohe Anforderungen an Kraft und Ausdauer und eignet sich daher für Menschen mit einer guten Ausgangskondition. Da die richtige Technik beim Schwimmen ein wesentlicher Faktor ist, sind Schwimmkurse am Beginn sicherlich empfehlenswert.

Golf – wir reden nicht, wir spielen

Eine Sportart, welche auch von der Generation 55+ häufig gespielt – und auch zum Teil belächelt – wird, ist Golf. Eine von der R&A unterstützte Metastudie wertete weltweit 5.000 wissenschaftliche Studien zum Thema Golf und Gesundheit aus. Demnach steigert Golf nicht nur die körperliche und geistige Fitness, sondern auch die Lebenserwartung.

Hier die wichtigsten Ergebnisse:

- Wer Golf spielt, lebt durchschnittlich fünf Jahre länger als Nicht-Golfer.
- Golf spielen hat positive Effekte auf chronische sowie Herz-Kreislaufkrankheiten wie Diabetes, Bluthochdruck, hohe Cholesterinwerte oder Depressionen.
- Die mittlere sportliche Belastung des Golfsports erhöht bei älteren Menschen die Muskelausdauer. Zum Vergleich: Beim Golf spielen verbrauchen Sie drei- bis sechsmal so viel Energie pro Minute wie im Sitzen.
- Golf ist ein sozialer Sport. Das gesellige Miteinander hält nicht nur geistig jung. Das Risiko an einer Depression oder Demenz zu erkranken ist ebenfalls reduziert.
- Der Golfsport fördert besonders den Gleichgewichtssinn. Eine gute Koordination ist in jedem Alter von Vorteil. Sie fördert die Gangstabilität und schützt vor Verletzungen.

Für einen optimalen Gesundheitseffekt sollten Sie mindestens 2,5 Stunden pro Woche spielen und dabei zu Fuß gehen, statt Cart zu fahren.

Wir reden nicht, wir fahren – mit dem Rad oder E-Bike

Bevor wir uns intensiver zum Thema Fahrrad und E- Bike im Sinne des 55+ Active Living beschäftigen, erlauben Sie uns noch einige Zahlen und Fakten darzustellen:

Interessante Zahlen gibt es aus Deutschland: E-Bike-Käufer sind überwiegend männlich – zu diesem Ergebnis kommt die E-Bike-Studie 2020 der Fahrrad XXL Gruppe. Mit einem Anteil von rund 72 Prozent der E-Bike-Käufer gibt es eine klare Tendenz zum männlichen Geschlecht. Auch beim Familienstand zeigt sich ein deutlicher Trend: Mehr als 80 Prozent der Käufer sind in einer Partnerschaft oder verheiratet, lediglich 13 Prozent Single. Ein ausgeglicheneres Bild zeigt sich in den Altersgruppen. E-Bikes sind in nahezu bei allen Alltagsgruppen beliebt. Mit 25 Prozent stellt die Altersgruppe der 30- bis 39-Jährigen den größten Anteil unter den E-Bike-Käufern, dicht gefolgt von den 50- bis 59-Jährigen (25 Prozent). Überraschend: Sogar die 18- bis 29-Jährigen (knapp 14 Prozent) nehmen einen größeren Anteil unter den E-Bike-Käufern ein als Befragte über 60 (12 Prozent). Doch was begeistert E-Biker besonders an den elektrischen Fahrrädern? Auf Platz eins der Kaufmotive: die geringere Anstrengung im Vergleich zum herkömmlichen Fahrrad. Aber auch der große Spaßfaktor, eine erhöhte Ausdauer auf Langstrecken und die Förderung der Gesundheit motivieren zum Kauf – bei dem vor allem eine große Akkureichweite, die Leistungsstärke des Motors und die Marke des Herstellers die Kaufentscheidung beeinflussen.

Was kann nun ein E-Bike? Wir möchten auch nicht verhehlen, dass wir selbst auch E-Bikes besitzen und sicherlich waren die obengenannten Gründe auch für unsere Kaufentscheidung ausschlaggebend. Im Normalfall prüft ein E-Bike die jeweils aktuelle Geschwindigkeit und unterstützt den Fahrer bei langsamer Fahrt oder wenn beschleunigt wird. Sobald eine gewisse Geschwindigkeit erreicht wird, schaltet der Motor eines E-Bikes in der Regel ab und aktiviert sich erst dann wieder, wenn es wirklich notwendig ist. Genau das ist dann auch der Moment, in dem ein herkömmliches Fahrrad doch seine Vorzüge zeigt. Denn während ein schwacher Fahrer bei der Beschleunigung durch die Unterstützung des Elektromotors klar im Vorteil ist, hat bei normaler Fahrt ganz klar der starke Fahrer auf einem normalen Trekkingrad die Zügel in der Hand und kann leicht wieder aufholen. Bei der ersten Steigung kann das E-Bike wieder seine Stärke unter Beweis stellen. Denn hier wird der Fahrer wieder optimal durch den Elektromotor unterstützt, weshalb er völlig ohne Kraftaufwand den Berg hinauffahren kann, während der Fahrer eines herkömmlichen Fahrrads ausschließlich auf seine mit der Zeit nachlassende Muskelkraft setzen kann.

Nicht nur in unserem Freundeskreis wird immer wieder über den Gesundheitswert von E-Bikes diskutiert: „Ich bin ja noch nicht alt genug für eins." Wie auch immer, eines steht fest: E-Bikes haben ihre gesundheitliche Bedeutung und verbessern unsere Kondition. Durch ein E-Bike reduziert man die Angst vor Bergen, Gegenwind oder Erschöpfung und machen auch längere Touren wieder möglich. Der Elektro-Schub ersetzt das Treten nicht. Er macht es je nach gewählter Stufe nur leichter.

Da er zudem zu große Anstrengungen verhindert – etwa bei Anstiegen – kann das bei bestehenden Herz-Kreislauf-Beschwerden sogar schonender sein.

Generell trainiert Radfahren Herz und Lunge, baut Muskeln auf, senkt Übergewicht, reduziert Ablagerungen in den Gefäßen und sorgt durch die Ausschüttung von Glückshormonen für gute Laune!

Das E-Bike ist speziell auch dann interessant, wenn die Gesundheit nicht mehr ganz so optimal ist. So zeigte eine Studie der Universität Bristol, in der Typ-2-Diabetiker fünf Monate lang ein E-Rad nutzten, dass schon im Schnitt 21 gefahrene Kilometer in der Woche die Ausdauer um knapp elf Prozent steigerten. Bei den vielen Vorteilen, die E-Räder mit sich bringen, ist aber zu beachten: Der Umgang mit ihnen ist gewöhnungsbedürftig. Zumal das Fahrverhalten im Vergleich zu einem herkömmlichen Rad in speziellen Situationen anders ist wie bei klassischen Fahrrädern.

Fahrradfahrer haben weniger Stress

Forscher der Universität Zürich haben herausgefunden, dass sich Fahrradfahren positiv auf das Allgemeinbefinden auswirkt. In ihrer Studie befragten sie über einen Zeitraum von zwei Jahren mehr als 8.800 Menschen aus sieben Ländern nach ihrem bevorzugten Fortbewegungsmittel und ihrer Gesundheit. Dabei kam heraus, dass die Fahrradnutzung in allen Analysen den stärksten positiven Effekt hatte. Die Fahrradfahrer fühlten sich gesünder, hatten mehr Energie und gleichzeitig weniger Stress als die Teilnehmer, die nicht aufs Fahrrad stiegen.

Nun noch einige wesentliche Gesundheitsfaktoren, die für das Benützen eines Fahrrades bzw. E-Bikes sprechen.

Radfahren hilft beim Abnehmen

In 30 Minuten lassen sich bei einer Geschwindigkeit von 15 bis 20 Kilometern pro Stunde bis zu 250 Kilokalorien verbrennen.

Radfahren ist gelenkschonend

Egal ob bei einem E-Bike, einem Ergometer oder einem Fahrrad – wer in die Pedale tritt, verhält sich besonders gelenkfreundlich. Damit ist Radfahren besonders für adipöse Menschen ein sinnvolles und schonendes Konditionstraining. Das Gewicht des Körpers liegt bis zu 80 Prozent im Sattel, was die Kniegelenke weniger belastet als etwa das Joggen. Durch die zyklische Beinbewegung werden die Gelenkknorpel außerdem optimal mit Sauerstoff versorgt.

Auf das richtige Rad kommt es an

Wie bei allen Sportarten ist auch das Fahrrad ein Gerät, das an den Körper angepasst werden muss. Es hat sich auf diesem Gebiet in den letzten Jahren extrem viel zum Positiven entwickelt. Nicht wie in unserer Kindheit, denn damals war es für uns nur wichtig Rad zu fahren, technische Spezifikationen interessierten kaum jemanden. Der Fachhandel ist sicherlich dafür der richtige Ansprechpartner. Damit das Fahrrad seine gesundheitlichen Vorteile entfalten kann, ist es wichtig, es korrekt einzustellen und richtig zu gebrauchen. Selbst die geübtesten Fahrradfahrer fallen manchmal durch eine unsauberere Technik auf, die zu Schmerzen in den Knien und im Rücken führen kann.

Wir reden nicht, wir tanzen

Wenn wir uns an den ersten Tanzkurs erinnern, erinnern sich viele wohl auch primär daran, ob er wirklich sein musste. Aber: es war eine gesellschaftliche Notwendigkeit. Nach dem mehr oder weniger freiwilligen Start erkannte man, dass es eine gute Gelegenheit war, jemanden mehr oder weniger kennenzulernen. Also lernte man zumeist unter dem strengen Blick des Tanzlehrers die verschiedensten Schritte und Abfolgen. Von den zeitweilig leicht lädierten Zehen und eventuell anderen nette Erlebnissen möchten wir nicht schreiben, da es ja nicht um die Vergangenheit geht. Für die meisten – inklusive uns – war das Tanzen primär kein Sport, außer man bewegt sich auf der Ebene der Turniertänzer. Dass es jedoch Sport ist, werden wir Ihnen versuchen zu zeigen.

Tanzen macht jedem Spaß. Es ist nicht nur eine Form des körperlichen und emotionalen Ausdrucks, sondern bietet auch gesundheitliche Vorteile für Körper und Geist. Wichtig ist vor allem: jeder Mensch kann tanzen. Entscheidend dabei ist lediglich, ob jemand die eigenen Bewegungen als Tanzen betrachtet oder nicht.

Gesundheitliche Vorteile des Tanzens

Tanzen ist ein hervorragendes Herz-Kreislauftraining:
Laut dem American College of Sports Medicine ist Tanzen eine aerobe Aktivität, weil „große Muskelgruppen aktiviert werden, sie kontinuierlich erfolgt und rhythmisch ist." Untersuchungen deuten darauf hin, dass Tanzen eine hervorragende Möglichkeit ist, sich mehr zu bewegen.

Tanzen verbessert die Muskelkraft und -ausdauer

Verschiedene Tanzformen variieren in Intensität und Stil, und aktivieren verschiedene muskuläre Bewegungsmuster. Eine im Journal of Sports and Physical Education veröffentlichte Studie aus dem Jahr 2014 hat gezeigt, dass man durch Tanzen Kraft aufbauen kann, denn die Muskeln müssen dem Körpergewicht standhalten. Gleichzeitig wird die Ausdauer verbessert, denn die Muskeln müssen über einen längeren Zeitraum hart arbeiten.

Tanzen verbessert Koordination, Gleichgewicht und Beweglichkeit

Jede Tanzform hat ihre eigenen Bewegungsabläufe, Positionen und Schrittkombinationen. Zusammen entsteht dann eine Choreografie. Um all diese Elemente miteinander zu vereinen, braucht man Koordination, Gleichgewicht und Beweglichkeit. Beim Tanzen bewegt man sich in verschiedene Richtungen, man steht auf einem Bein (zumindest für ein oder zwei Sekunden) und bewegt verschiedene Bereiche des Körpers gleichzeitig. Bewegungen erfolgen oft gleichzeitig in verschiedene Richtungen, die verschiedenen Körperteile werden für komplexen Bewegungsmuster koordiniert.

Tanzen kann die Knochendichte verbessern

Studien haben gezeigt, dass stoßintensive Übungen das Wachstum von Knochengewebe begünstigen können, da die Kraft genau auf dieses Gewebe wirkt. Auch Tanzen zählt in den meisten Fällen zum Gewichtstraining. Wer also regelmäßig tanzt, macht viel für seinen Körper.

Skilanglauf

Viele von uns leben in Regionen, in denen es schneereiche Winter gibt. Skilanglauf ist sicherlich eine der gesündesten Wintersportarten für unsere Generation. Beim Skilanglauf werden alle Muskelgruppen beansprucht. Das trainiert nicht nur diese Muskeln, die allumfassende Beanspruchung fördert auch die Durchblutung und stärkt damit das Herz. Die gleichmäßige Verteilung der Belastung für den gesamten Körper sorgt auch dafür, dass die einzelne Muskelgruppe – und das einzelne Gelenk – eher wenig belastet wird und dadurch deutlich weniger belastend ist als der alpine Skilauf. Frei von Risiken ist der Sport trotzdem nicht. Jedoch ist die Verletzungsgefahr beim Langlauf im Vergleich zum alpinen Skifahren sehr gering.

Zur Diskussion „Laufen“ oder „Skaten“ möchten wir natürlich auch etwas beitragen: Glauben Sie uns, für uns Normaltrainierte ist die klassische Form mit Diagonalschritt sicherlich einfacher und weniger kräftezehrend als das Skaten.

Krafttraining – wir reden nicht, wir fangen heute an

Im Menschen stecken über 650 Muskeln, die im Rahmen körperlicher Aktivität gemeinsam aktiv werden. Für das Lächeln braucht man etwa 17 Muskeln, zum Stirnrunzeln über 40. Die Muskulatur ist das massigste Organ des Körpers. Deshalb ist es auch im Alter noch wichtig, die Muskulatur in Schwung zu halten. Wir haben festgestellt, dass Leute im Alter eine andere Motivation zum Krafttraining haben. Der top gepflegte Körper kann trotz oder gerade wegen 55+ eine Ursache sein – aber auch der Blick in den Spiegel, der Griff auf die Arme oder Beine und die Frage, wo denn die Muskeln geblieben sind. Eigentlich sollte man auf diesen Moment nicht warten, aber wir können Ihnen versichern, es ist nie zu spät – aber manchmal mühsamer, als wenn man früher starten würde. In unserer Generation profitieren wir viel stärker davon, denn Muskelschwund ist einer der Hauptursachen für Pflegebedürftigkeit und all ihre Folgen.

Worum geht es uns im Speziellen? Wir wollen unbedingt verhindern, dass man seine Selbständigkeit verliert und im schlimmsten Fall in ein Senioren- oder Pflegeheim kommt. Eine der Fragen, die wir immer wieder im Rahmen unserer Schulungen bekommen: Darf man sich anstrengen, wenn man nicht mehr der Jüngste ist? Man kann sie nur mit Ja beantworten, speziell wenn es um Krafttraining geht. Eine Muskelerschöpfung ist notwendig, weil Muskelfasern, die ein hohes Erregungspotential brauchen, absterben, wenn der Mensch sie nie benutzt. Deswegen sollte man gerade nicht davor zurückschrecken, bis zur lokalen Muskelerschöpfung zu trainieren. Die Muskeln werden dadurch bei richtigem Training wieder aufgebaut.

Einer aktuellen Cochrane Review zufolge – Cochrane ist eine der weltweit strengsten wissenschaftlichen Untersuchungsplattformen – werden in den meisten Arbeiten Kraftbelastungen zwei- bis dreimal wöchentlich durchgeführt (dafür wurden 121 randomisierte, kontrollierte Untersuchungen mit rund 6.700 Teilnehmern herangezogen). In der Regel resultiert daraus eine deutliche Steigerung der Muskelkraft, eine moderate Zunahme der Gehstrecke, eine höhere Leistungsfähigkeit für das Aufstehen aus einer sitzenden Position und eine subjektiv höhere Mobilität und eine Reduktion der Ruheherzfrequenz belegen.

Studien konnten belegen, dass sportliche Aktivität einen positiven Effekt auf Erkrankungen haben. Dabei ergaben laborbasierte Untersuchungen, dass ein 20- bis 30-minütiges Krafttraining, zwei- bis dreimal pro Woche ausgeführt, positive Effekte auf Risikofaktoren hinsichtlich Herz-Kreislauferkrankungen, Krebs, Diabetes und Osteoporose haben. Darüber hinaus kann durch ein spezielles Krafttraining die Behandlung des Muskelabbaus sowie eine Reduzierung des Sturzrisikos belegt werden.

Stoffwechsel und Muskulatur

In Ruhe realisiert die Muskulatur ca. 40 Prozent des gesamten Stoffwechsels. Ihr Anteil am Gesamtkörpergewicht beträgt beim Mann in etwa 40-50 Prozent und bei der Frau 25-35 Prozent (Zimmermann, 2002). Mit zunehmendem Wissen über die Muskeln steigt deren Stellenwert am komplexen System Mensch, im Speziellen für unsere Generation. Wenn die Muskelmasse im Laufe des Lebens weniger wird, kann dies erhebliche Auswirkungen auf die Leistungsfähigkeit, Lebensqualität und Gesundheit haben. Allgemein ist davon auszugehen, dass unter normalen Lebensbedingungen bei gesunden Erwachsenen die Skelettmuskulatur bereits nach dem 2. bis 3. Lebensjahrzehnt an Leistungsfähigkeit einbüßt. Der Masseverlust der Skelettmuskulatur ist die auffälligste Veränderung am Skelettmuskel. Er beginnt ca. Mitte Zwanzig. Bis zum 80. Lebensjahr sind rund 50 Prozent der Muskelmasse geschwunden. Damit verbunden ist ein deutlicher Kraftverlust. Bis zum 45. Lebensjahr beträgt der Kraftabfall ca. 5 Prozent pro Lebensjahrzehnt. Danach tritt ein beschleunigter Verlust um ca. 10 Prozent pro Lebensdekade ein.

Trainierte vs. Untrainierte

Der biologische Alterungsprozess muss wie die Trainierbarkeit als genetisch bestimmt angesehen werden (vgl. u.a. Frederiksen und Christensen, 2003). Bei untrainierten Erwachsenen ist der Rückgang der Kraft jedoch wesentlich größer als bei trainierten.

Der Unterschied in der muskulären Leistungsfähigkeit zwischen aktiven und inaktiven Personen wird im Alter zunehmend deutlicher.

Inaktive verfügen ab einem Alter von 70 Jahren nur noch über rund 40 Prozent der einstigen maximalen Leistungsfähigkeit. Gleichaltrige Trainierte weisen dagegen noch über ca. 65 Prozent ihrer Leistungsfähigkeit auf (Shepard, 1987). So ist im höheren Erwachsenenalter hauptsächlich das Fehlen von intensiven

Kraftbeanspruchungen für den Rückgang der Muskelkraft verantwortlich (vgl. u.a. Jeschke und Zeilbeger, 2004).

Wir reden nicht über Krafttraining – wir müssen es tun!

Obwohl Ausdauertraining positive Effekte auf das Herz-Kreislauf-System hat, schützt es nicht vor einem Schwund an Muskelmasse. Nur ein Krafttrainingsprogramm erhält die Muskulatur und die Kraft bis ins hohe Alter. Ältere Menschen reagieren auf Trainingsreize ähnlich wie ein junger Erwachsener. So kann durch Krafttraining u.a. die Muskelkraft, Muskelmasse und die Knochenfestigkeit gesteigert werden. Untersuchungen belegen selbst für Menschen im Alter von über 90 Jahren eine Zunahme der Muskelfaserdicke (Fiatarone-Singh et al., 1999).

Was bringt Krafttraining für unsere Generation?

Bereits nach dem 2. bis 3. Lebensjahrzehnt kann es zu einer langsamen Abnahme der Muskelkraft und -masse kommen. Damit verbunden ist ein deutlicher Kraftverlust, der erhebliche Auswirkungen auf die Leistungsfähigkeit, Lebensqualität und Gesundheit haben kann.

Individuelle Trainingsprogramme

Als Ärzte wissen wir, dass speziell auch die sportliche Vergangenheit der aktuelle Leistungszustand und der aktuelle Gesundheitszustand entscheidend ist. Unter Beachtung dieser Punkte ergeben sich für den Einzelnen sehr unterschiedliche

Körper- und Leistungsprofile. Diese sind vor allem auf die lange Vorgeschichte zurückzuführen. Ein 60-jähriger Sportler kann weit belastbarer sein als ein 40-jähriger Trainingsanfänger.

Intensität des Krafttrainings

Immer wieder hören wir die Frage „Ist das nicht zu viel für mich?" Weshalb uns folgende Aufklärung besonders wichtig ist: Große Wirkungen sind nur mit großen Widerständen erreichbar. Erst mit Lasten, die mindestens 70 Prozent der Maximalkraft entsprechen, lassen sich umfangreiche muskuläre Anpassungen erzielen. Dabei werden die Methoden des Muskelaufbautrainings als der geeignetste Weg angesehen, um einer Reduktion der Muskelmasse im Alter entgegenzuwirken. Die Übungslasten sind dem Trainingsfortschritt beständig anzupassen. Es ist daher eine Hauptaufgabe des Trainers, zu überwachen, ob die Sportler mit ausreichend hohen Intensitäten arbeiten. Dies kann nur durch den Einsatz von Übungen erreicht werden, die Bewegung, Stabilität und Koordination kombiniert ansprechen und einen vollen Bewegungsumfang zulassen. Möglich macht dies vor allem ein Trainieren mit freien Gewichten und mehrgelenkigen Übungen wie z. B. der Kniebeuge.

Jetzt lassen Sie uns eine in Mitteleuropa noch etwas unbekannte Sportart beschreiben, welche besonders für unsere Generation interessante gesundheitliche Aspekte hat: Pickleball

Pickleball – wir reden nicht darüber, wir spielen es

Pickleball ist bereits seit Jahren eine der am schnellsten wachsenden Sportarten in den USA und hat sich als Liebling der Sporttreibenden in der Generation 55+ etabliert. Diese Ballsportart hat Grundzüge aus dem Tischtennis übernommen, aber auch Elemente von Badminton und Tennis finden sich hier wieder. Auch wenn Pickleball gerade ein absoluter Trendsport ist, wurde er nicht erst vor ein paar Monaten erfunden, sondern bereits in den 1960er Jahren, genau genommen 1965.

Was genau steckt hinter dem Namen Pickleball?

Pickleball ist ein Mix aus Badminton, Tennis und Tischtennis und ist in seinen Grundzügen schnell zu lernen und mit seinen einfachen Regeln auch unproblematisch zu verstehen und zu spielen. Im Gegensatz zu Badminton oder Squash geht man es bei Pickleball etwas ruhiger an – und schont so auch Gelenke und (Kreuz-)Bänder!

Wie wird Pickleball gespielt?

Pickleball ist als Teamsport gedacht, die Grundformation ist deshalb auch im Doppel, das bedeutet zwei Spieler spielen gegen zwei weitere Spieler. Natürlich sind auch Spiele im Einzelformat möglich, die Spielregeln bleiben bei beiden Spielweisen identisch. Alles in allem erinnert die Spielweise beim Pickleball zwar an Tennis, es gibt aber auch gravierende Unterschiede, wie der Aufschlag und die Punktevergabe. Besonders bezeichnend: die Geschwindigkeit bei diesem Sport. Pickebälle fliegen mit einer moderaten Geschwindigkeit, die ca. ein Drittel der Geschwindigkeit eines Tennisballs beträgt. Der Grund? Die Bälle erinnern an einen löchrigen Käse. 40 Löcher verleihen dem Ball eine ausgewogene Flugbahn und weniger Geschwindigkeit. Weniger Laufen muss man auch: Die Spielfeldgröße entspricht nur ca. einem Drittel der Größe eines Tennisplatzes. Es geht also wesentlich gemächlicher zu als beim Tennis, ins Schwitzen kann man aber durchaus kommen. Außerdem geht es beim Pickleball nicht so sehr ums Gewinnen, sondern vor allem darum, Spaß zu haben.

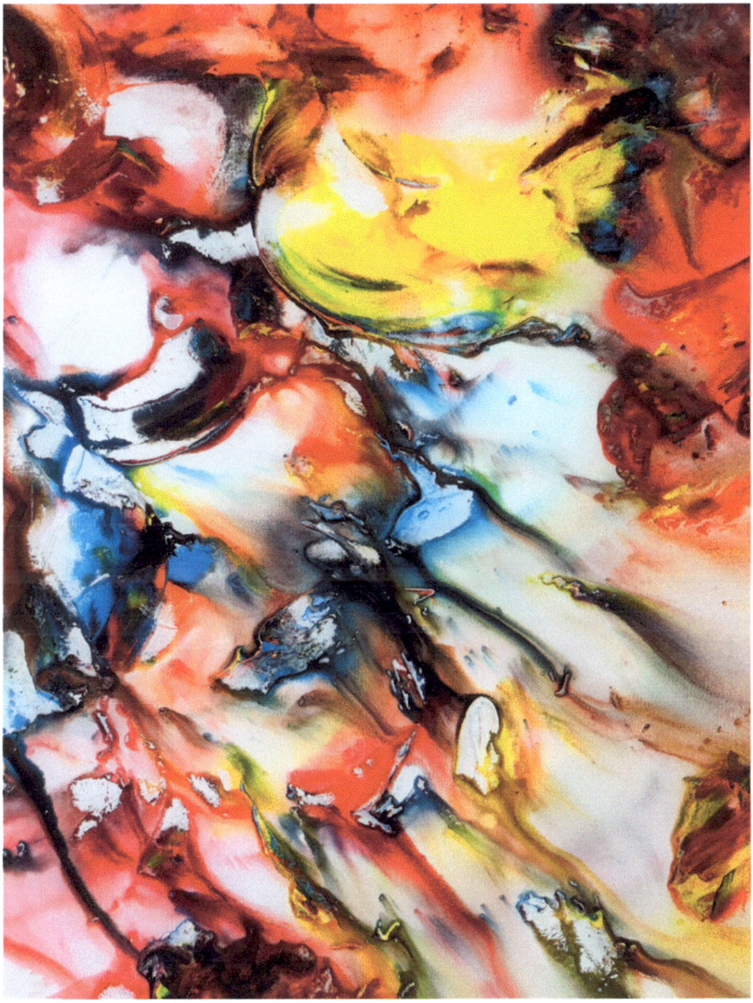

Good vibes
Dagmar Grieshofer 2022

Wir denken nicht an die Schule, wir lernen jetzt wirklich für uns

Nicht nur körperliche Aktivität, sondern auch geistige verbessert das Gehirn, wie zum Beispiel Lernen. Sie werden sich jetzt fragen: „Kann ich, wenn ich älter werde, noch lernen?“ Sie können! Viele wissenschaftliche Studien belegen dies. Warum sollten Sie auch im Alter noch lernen? Erinnern wir uns an die Schule, meistens lernten wir für den Lehrer, für das Zeugnis, bis auf wenige Gegenstände war es häufig Mühsal. Ich kann mich noch gut erinnern, ich gehörte sicherlich zu jenen, die nicht fürs Leben lernten. Später im Studium ging mir, wie man so schön sagt, der Knopf auf. Unter Bildung versteht man nicht nur den Wissenserwerb, sondern auch die Entwicklung von Haltungen und Kompetenzen. Im Alter geschieht Bildung weniger von außen gesteuert oder zur Erreichung extern gesetzter Ziele: man lernt also nicht „für die Schule“, sondern für „sich selbst“. Im Vordergrund stehen die Gestaltung und Bereicherung des eigenen Lebens, wobei trotz aller Angebote des Internets das Lernen zu zweit oder in der Gruppe für den Lernprozess selbst hilfreich sind. Die Beweggründe, Neues zu lernen, können aber auch den Eigennutz übersteigen: dann will man Zusammenhänge verstehen, um in seinem Umfeld oder in der Gesellschaft etwas bewirken zu können.

Ein nicht unwesentlicher Aspekt des Lernens und der Bildung geschieht auch dann, wenn eigenes Wissen an Gleichaltrige oder an Jüngere weitergegeben wird. Die Hauptmotivationen des Lernens oder sich Bildens sind:

- Sich an Veränderungen, die durch das Älterwerden entstehen, anzupassen
- Körperlich und geistig fit zu bleiben
- Gesund und geistig beweglich zu bleiben
- Um selbständig zu bleiben und sich Hilfe organisieren zu können
- Soziale Kontakte mit Gleichinteressierten aufzubauen und zu verbessern
- Sich weiterzuentwickeln oder einfach darum, um das, was man als junger Mensch nicht lernen konnte, nachzuholen

Der größte Unterschied zum Lernen im Alter gegenüber der Jugend ist, dass man Bildung und Lernen nun selbst gestalten kann und die Ziele und das Ergebnis selbst bestimmen kann. Man kann lernen, wann man will und so viel man will. Als Neurologe gefällt mir der Ausdruck, dass das Gehirn trainierbar ist wie ein Muskel und das Lernen in jeder Lebensphase möglich ist. Ein allgemeiner Abbau der geistigen Fähigkeiten im Alter ist überholt und falsch! Vielmehr trifft das Gegenteil zu: Die Plastizität (d.h. Veränderbarkeit) des Gehirns bleibt bis ins hohe Alter erhalten.

Mit gezieltem Training können sich auch im sehr hohen Alter noch neue Synapsen (Verbindungen zwischen den Gehirnzellen) im Gehirn bilden. Selbsterklärend ist, dass es Unterschiede zwischen dem Lernen von Kindern und Jugendliche und ältere Menschen gibt. Menschen haben durch ihre Lebens- und Berufserfahrung bereits viel Wissen erworben, Neues knüpft dabei häufig an bereits Bekanntes an. Das Lernen bei älteren Menschen kann hier als Anschlusslernen verstanden werden, bei dem man neues Wissen in die bisherigen Wissensbestände ein- und ihnen zuordnet. Ein Aspekt des Lernens der häufig unterschätzt wird, ist das Erlernen oder Wiedererlernen eines Musikinstrumentes. Die gute Nachricht gleich vorweg: ein Musikinstrument kann nicht nur in der Jugend erlernt werden. Die Auffassung, dass man ein Instrument nur lernen kann, wenn man im frühen Kindesalter damit beginnt, ist also ein Mythos. Denn das Erlernen eines Instruments fördert die körperliche und geistige Gesundheit. Dafür gibt es mehrere Aspekte:

Lernfähigkeit

Wenn musikalische Höchstleistungen nicht im Vordergrund stehen, spricht nichts dagegen, erst im fortgeschrittenen Alter zu beginnen, ein Instrument zu erlernen. Neue Lerninhalte brauchen zwar länger, um verarbeitet zu werden, das Gehirn bleibt aber bis zum Lebensende lernfähig. Beim Klavierspielen etwa werden viele Dinge gleichzeitig gemacht. Durch das Üben wird auch die Gedächtnis- und Konzentrationsfähigkeit positiv gefördert. So kann unter anderem Demenz vorgebeugt werden.

Motorik

Genau wie die Gehirnleistung verändern sich im Laufe des Lebens auch die Muskeln und Gelenke im Körper. Die Muskelmasse und Elastizität nehmen mit steigendem Alter ab. Man denke an Konzertmusiker, welche noch in einem Alter von 80 auf der Bühne stehen. Das Spielen eines Instruments trainiert in jedem Alter die Grob- und Feinmotorik und hat somit positive Auswirkungen auf den Körper. So gut wie alle Instrumente können auch in höherem Alter erlernt werden, besonders geeignet für Anfänger sind Klavier, Gitarre, Blockflöte und Harfe. Der Grund, ein Instrument später zu erlernen, ist oft das Mitwirken in einer Band oder in einem Orchester, aber auch die Freude, für sich selbst zu musizieren. Ein entscheidender Faktor ist, dass man es wirklich wollen muss, denn ein Instrument zu erlernen erfordert ein hohes Maß an Selbstdisziplin. Ich selbst lernte als Kind Klavier und landete jetzt beim Keyboard für Jazz – und glauben Sie, mir ohne Üben geht nichts. Was die Motivation betrifft, kann das höhere Alter also auch Vorteile mit sich bringen. Was die Zeiteinteilung betrifft, kann es vor allem für Berufstätige schwierig erscheinen, genug Zeit zum Üben zu finden. Tägliches Üben wäre zwar ideal, etwa fünfmal pro Woche 20-30 Minuten reichen aber auch aus, um schnell Fortschritte zu machen. Diese Einheiten lassen sich auch gut in den Alltag integrieren. Beim Musizieren wird nicht nur die Plastizität des Gehirns gefördert, sondern es kommt durch die Ausschüttung von Endorphinen auch zu Glücksgefühlen, die wie natürliche Antidepressiva wirken.

Zeichnen und Malen

Es ist nie zu spät, seine neuen Interessen auch in der Kunst zu entwickeln. Zeichnen und Malen kann man eigentlich in jedem Alter erlernen. Es heißt zwar, dass man leichter und schneller lernt, je jünger man ist, doch die motorischen Fähigkeiten sind besonders beim Zeichnen wichtiger als die rein geistigen. Viele Menschen ab 40, 50 oder im Rentenalter entdecken das Zeichnen oder Malen neu für sich und bauen entweder auf früheren Erfahrungen auf oder fangen komplett neu an zu lernen. Entscheidend ist, dass man etwas wirklich will. Ähnlich wie beim Erlernen eines Musikinstrumentes ist die Mischung aus Individualunterricht und Gruppenunterricht von Vorteil, wo durch die Interaktionen auch die soziale Komponente ein wesentlicher Faktor ist. Auch therapeutische Aspekte, Ablenkung, Entspannung, sowie die eigene Weiterentwicklung können entscheidend für den Einstieg in das Zeichnen oder die Malerei sein.

Studieren?

Gehen wir noch einen Schritt weiter: Was spricht dagegen, noch einmal mit einem Studium zu beginnen? Viele renommierte Universitäten bieten Programme für unsere Generation an. Aktuelle Daten zeigen, dass die Zahl der älteren Studierenden an deutschen Hochschulen kontinuierlich steigt. Im Wintersemester 2018/19 haben in Deutschland insgesamt 2,8 Millionen Menschen studiert, davon waren rund 95.000 (3,4 Prozent) älter als 40 Jahre und rund 2.500 (0,09 Prozent) älter als 65 Jahre. Diese Zahlen zeigen, dass das Interesse gegeben, jedoch sicherlich noch deutlich erweiterbar ist. Interessante Informationen über die Möglichkeiten sind auf allen Homepages der Universitäten zu finden.

Tagträume – Wir warten nicht, wir leben Sie

Oder wie kann ein anderer Weg für uns aussehen?

Erlauben Sie mir vorab eine Vision, eine reale Vision. Sie mag sich vielleicht lesen wie ein Tagtraum, jedoch sind Träume häufig nicht weit von der Realität entfernt. Tagträume sind bildhafte, mit Träumen vergleichbare Phantasievorstellungen und Imaginationen, die im wachen Bewusstseinszustand erlebt werden. Diese Szenen können im Gegensatz zum gewöhnlichen Traumgeschehen entweder willentlich gesteuert und bewusst herbeigeführt werden, oder sich durch Unaufmerksamkeit und Nachlassen der Konzentration von selbst entfalten. Hierbei entfernt sich die Aufmerksamkeit von den äußeren Reizen der Umwelt, von Einflüssen und Aufgaben, und wendet sich der inneren Welt zu (Wikipedia).

Wie geht es nun mit den zwei Menschen weiter, die im ersten Buch unter den Namen Dagmar und Peter beschrieben wurden, ihr Start in die Senioren-Community, ihr Privatleben und vieles mehr. Beginnen wir heute damit, dass Dagmar und Peter beschlossen haben, zusammenzuziehen. Die beiden Häuser werden gut genützt. Ein Haus ist den Hobbies gewidmet, speziell der Malleidenschaft von Dagmar und – sollte es einmal laut werden – zum Üben der Musikinstrumente für Peter. Wie Sie nach dem ersten Buch sicherlich wissen, kennen sich die beiden schon seit Jahrzehnten, waren in der Jugend schwer verliebt, doch das Leben trennte sie – und nun leben sie gemeinsam unter einem Dach.

Bleiben wir wieder beim Wir: auch wir haben uns getreu dem Slogan dieses Buches „Wir reden nicht, wir tun es" für den nächsten Schritt entschlossen. Also zogen wir zusammen. Glauben Sie mir, am Anfang war es sicherlich eine Umstellung. Man ist verliebt, man sieht Herzen in den Augen, alles ist rosarot. Trotzdem, ein gemeinsames Dach ist etwas anderes. Mithilfe unserer Nachbarn aus der Community gelang es uns, die wesentlichen Dinge einfach und unkompliziert zu lösen. Wo und wie legen und hängen wir unsere Kleidung auf? Das war schnell gelöst: der Umbau meines ehemaligen Musikzimmers in einen begehbaren Kasten für uns beide löste all diese Probleme. Etwas schwieriger war das Thema des Badezimmers, wir haben zwei, aber wer nimmt welches? Nach einem Blick mit Dagmars wunderschönen Augen war klar, sie bekommt das größere. Das Argument der Schönheit, der Pflege und vieles mehr machte die Entscheidung unbedingt notwendig. Obwohl durch die Pflegelinie „Act1 just be" die Produkte deutlich eingeschränkt wurden. Dagi – ich darf sie als einer der wenigen so nennen – braucht jetzt nur mehr ein Serum, eine Creme mit oder ohne Sonnenschutz. Gemeinsam entschieden wir uns, dass ich das kleinere Badezimmer bekomme. Es ist ja nicht wirklich klein, aber es hat etwas weniger Ablageflächen. Als Mann bin ich aus der Generation der geringen Hautpflege. Ein Experte auf dem Gebiet sagte mir einmal im Rahmen einer Besprechung, was ein Mann im Durchschnitt sucht: ein Haarshampoo mit Pflege, Duschgel, ein Parfum und Insektenschutzmittel in einem. Gesagt getan, ich habe das kleine Badezimmer und Dagi das größere. Über das Thema Raumgestaltung werde wir noch ein Kapitel schreiben. Das Alltagsleben nach den ersten Adaptierungen gestaltet sich für uns beide wie ein Traum, einfach so wie man sich es als Junger wünscht. Wir haben es als 55+ nun bekommen.

Auch beim Tanzen werden wir von Mal zu Mal besser. Jetzt haben wir uns schon Tanzschuhe gekauft, wobei ich vorher eigentlich den Unterschied zwischen Tanzschuhen und Alltagsschuhen nicht kannte. Speziell die lateinamerikanischen Tänze mit ihrer Rhythmik haben es uns angetan. Die Beine machen das, was die Musik verlangt und unser Tanzlehrer und seine Partnerin – auch ein Mitglied unserer Community – motiviert uns immer wieder aufs Neue. Jetzt hat er uns, ohne unser Wissen, für ein Tanzturnier angemeldet.

Aber nicht nur Tanzen, Malen und Schreiben füllt unsere Tage aus, sondern auch der Spanischkurs, den wir besuchen. Sie werden sich nun fragen, warum denn gerade Spanisch? Die Gruppe, zu der auch unsere Community gehört, besitzt eine Anlage in Gran Canaria. Wir werden dieses Jahr noch hinfliegen und Spanisch zu sprechen gehört für uns dazu. Nachdem unsere Aktivitäten immer mehr wurden und werden, aber absolut stresslos, begannen wir, uns intensiv Gedanken über Ernährung,

Essen und Trinken zu machen. Klingt einfach, ist es auch, erfordert aber immer wieder Überlegungen. Ich bin zum Beispiel ein absoluter Anhänger der mediterranen Küche und der 16-8-Ernährungsphilosophie. Das bedeutet, dass man 16 Stunden nicht isst, aber 8 Stunden lang alles essen kann, was man will. Ich mache es beinahe schon drei Jahre und kann mir nichts Besseres vorstellen. Und ob Sie es glauben oder nicht, ich habe mit dieser Ernährungsmethode 18 Kilogramm abgenommen und fühle mich jung wie schon seit Langem nicht.

Für Dagmar war es am Beginn etwas schwierig – ein Start in den Morgen, nur mit Kaffee ohne Croissants? Unser Abendessen ist jetzt etwas früher, damit wir gegen 11:30 Uhr Mittagessen können. So haben wir jetzt unseren Rhythmus des Essens und auch des Kochens gefunden, einmal kocht Dagmar, einmal koche ich, und wie schon gesagt, es ist perfekt. Um nochmals auf das Thema „Wir reden nicht, wir tun es" zurückzukommen: wir hatten vor einigen Wochen ein gemütliches Abendessen. Wir aßen mediterrane Küche, ich denke es war eine Brasse mit Weißbrot, die Vorspeise Mozzarella mit Tomaten und als Nachspeise ein Espresso, dazu unser Lieblingswein, ein Gelber Muskateller aus der Südsteiermark. Die Musik war wie so häufig beschwingt, lateinamerikanisch, es war eine Rumba – ich werde es nie vergessen – wir tanzten nicht. Es war wie ein Flash, plötzlich musste ich an unseren neuen Buchtitel denken: „Wir reden nicht, wir tun es." Worauf sollen wir denn warten, wir kenn uns seit Jahrzehnten, hatten zwar nie die Zeit zu streiten, aber wie auch immer. Und so nahm ich Dagis Hand, nahm das Weinglas und fragte sie: „Willst du meine Frau werden?"

Ich merkte plötzlich, dass ich den Puls spürte, zuerst meinen, dann den Puls von Dagi. Langsam und zögerlich immer noch die Hand haltend, immer noch den Puls spürend, immer noch die Wärme der Hand spürend, wagte ich es, ihr in die Augen zu schauen. Sie müssen wissen, es sind die schönsten Augen, die man sich nur vorstellen kann. Was werden die Augen wohl sagen? Gefühlte Stunden, in Wirklichkeit waren es nur Sekundenbruchteile, die Augen sagten, was ich erhofft hatte: sie sagten Jaaaaaaa! Ich sah noch einige Tränen über die Wangen kullern, ich bekam mehrere Küsse und sie sagte Ja! Langsam beruhigte sich unser Pulsschlag, wir sahen uns immer wieder in die Augen, das einzige, das spontan über unsere Lippen kam: „Hätten wir uns die Frage nicht schon viel früher stellen sollen?"

Nachdem ich spontan und wie es meiner Persönlichkeit entspricht einen Heiratsantrag ohne Ring gemacht hatte begann ich mich zu fragen, wo ich den Ring jetzt herbekomme, er muss was Besonderes sein, etwas ganz Besonderes. Wir ließen den Abend mit tollen Gesprächen ausklingen, wir lachten, wir weinten auch, es war nach Mitternacht, bevor wir glücklich schlafen gingen. Ob wir dann gleich einschlafen konnten, ich weiß es ehrlich gesagt nicht mehr.

Am nächsten Tag, fragte ich, ob wir in unserer Community vielleicht auch einen Goldschmid hatten, denn ich wollte ja meiner zukünftigen Frau etwas Individuelles schenken. Ich fand einen und er zeichnete etwas ganz Besonderes. Er sagte jedoch, dass er keine Werkstatt mehr habe, seine Tochter führe seine ehemalige Werkstatt weiter. Aber auch das war kein Problem, wir telefonierten und bereits am nächsten Tag kam sie vorbei. Ich durchsuchte Dagmars Schmuckschatulle und fand ihren Lieblingsring, nahm ihn mit, Dagi malte, sie wird schon nichts merken, immer wenn die Leinwand und die kräftigen Farben des Acryls sich verbinden kann man solche Sachen machen.

Alles lief wie am Schnürchen und gut eine Woche später war der Ring fertig. Ich war wieder nervös, oder vielleicht sogar noch etwas nervöser, denn der Antrag war ja spontan und direkt von Herzen. Ich überreichte den Ring meiner Dagi. Er passte, er funkelte, jetzt waren wir wirklich verlobt.

Der Tagtraum ist beendet, die Geschichte von Dagmar und Peter wird weiter gehen und weitergeschrieben werden.

Wir reden nicht, wir wohnen – oder gibt es auch etwas anderes?

Wir reden nicht, wir machen es. Wir setzen alles daran, damit eine Gesellschaft von Pflegeeinrichtungen in der klassischen Form Geschichte ist. Der Lebensstil und all die im Buch beschriebenen Maßnahmen sind ein Teil davon. Ein wichtiger Teil – unserer Meinung nach beinahe der wichtigste – ist es, Wohnsituationen zu schaffen, in denen Heime in klassischer Form der Vergangenheit angehören. Dass es diese Modelle bereits gibt, ist in Europa leider nur wenigen bekannt, in den USA jedoch für ca. 1 Millionen Menschen gelebter Alltag. Und täglich werden es mehr. Bis 2030 sollen mehr als 2 Millionen Menschen in sogenannten „55+ Communities" leben. Die vielen Reisen, die ich als Arzt in meiner Profession als Neurologe und Rehabilitationsmediziner machte, brachten mich an die verschiedensten Orte der Welt. In den letzten Jahren immer stärker verbunden mit dem Gedanken des 55+ Active Living oder auf Deutsch des aktiven und positiven Älterwerdens. Eines der spannendsten Erlebnisse war der Besuch von 55+ Gemeinschaften in den USA.

Bevor wir uns primär mit diesen Einrichtungen zu beschäftigen begonnen haben, konnten wir uns die Philosophie und Zugänge kaum vorstellen. In den nächsten Seiten werden wir diese Modelle für ein aktives und gesundes Älterwerden darstellen.

Obwohl es sicherlich verschiedenste Modelle des aktiven Lebens im Rahmen des Älterwerdens gibt – als Gesamtpaket sehen wir 55+ Communities als die Lösung an, welche die meisten Vorteile und nur geringe Nachteile. Die Grundmodelle wurden in den USA bereits in den sechziger Jahren des vorigen Jahrhunderts entwickelt. Uns ist vollkommen klar, dass man Modelle, die sich in den USA bewährt haben, nicht parallel nach Europa verschieben kann, denn die Mentalität und das soziale Umfeld ist doch in vielen Bereichen äußerst verschieden. Wir Europäer haben zu vielen Themen der Lebens- und Sozialgestaltung einen anderen Zugang. Auch im Bereich der Nachhaltigkeit, des Grundstückverbrauchs, der Gesamtökologie denken wir sicherlich anders. Nichtsdestotrotz sind die menschlichen Rahmenbedingungen des Älterwerdens ähnlich.

Als wir das erste Mal von diesen Seniorengemeinschaften in den USA gehört und gelesen haben, kam es uns alles etwas irreal vor, also typisch amerikanisch wie eine Disneyland für Ältere. Wir besuchten verschiedenste Einrichtungen, um ein Gefühl dafür zu bekommen, warum Menschen in solche Einrichtungen ziehen, warum sie sich dort wohlfühlen, aber auch was die Probleme und Nachteile sind.

Die Größenordnungen der verschiedensten Einrichtungen sind extrem verschieden: bis zu 100.000 Einwohner in den „The

Villages“ in Orlando, Florida oder beinahe 40.000 Einwohner in der „Sun City“ in Phoenix, Arizona.; aber auch kleinere Einrichtungen wie „Top of the world“ in Okala, Florida oder die Gemeinschaften der Robson Gruppe in Arizona und Texas. Es gibt hunderte, verschiedenste Einrichtungen in den USA. Der Unterschied liegt zum einem in der Größe, in den verschiedensten Ausstattungsvarianten, aber auch in den finanziellen Möglichkeiten der Bewohner. Im Rahmen unserer Aufenthalte in den USA sprachen wir immer wieder mit einer Vielzahl von Bewohnern über die Beweggründe, in eine 55+ Community zu ziehen.

Die Zusammenfassung der häufigsten Antworten: Oftmals ziehen ältere Menschen in diese Gemeinschaften, wenn ihre Ehepartner verstorben sind, wenn sie vor Kurzem in Rente gegangen sind, wenn ihr Haus oder Wohnung zu groß erscheint, oder einfach nur, um einen neuen Lebensabschnitt zu planen. Ein wichtiges Argument ist immer wieder, unabhängig zu bleiben, aber sich über spezifische Probleme des Alltagslebens weniger Sorgen machen zu müssen. Wie zum Beispiel um das Haus, Haustechnik, Garten und vieles mehr. Aber auch innerhalb des Hauses oder Wohnungen, wenn kleine oder größere Probleme – wie zu Beispiel technische Probleme mit einem Geschirrspüler, der Waschmaschine oder dem Internetanschluss – einfach gelöst werden können. Viele Gemeinschaften sind auch überwacht, solche „Gated Communities“ bieten rund um die Uhr Sicherheit, wenn notwendig und gewünscht sogar mit eigenem Wachdienst. Die leider immer wieder begründete Angst vor Einbrüchen oder Überfällen kann somit im hohen Ausmaß ausgeschlossen werden. Dass die Unsicherheiten in diesem Sinne speziell auch für ältere Menschen in Europa zunehmen, ist offensichtlich. Glauben Sie mir, ein gutes Sicherheitsgefühl zu haben erhöht die Lebensqualität und reduziert den Stress.

Die verschiedensten Möglichkeiten in Hinblick auf Wohnungsgrößen und -ausstattung ermöglichen eine individuelle Neuadaptierung seiner Bedürfnisse. Auf Familie mit Kindern ausgerichtete Wohnraumgrößen werden zu groß, aber auch häufig zu teuer und sind für die Bedürfnisse des Älterwerdens einfach unpraktisch beziehungsweise nicht anpassbar. Das aktive Leben von seiner besten und unkompliziertesten Seite zu leben und erleben ist einer der größten Motivationsfaktoren.

Einer der vielen Vorteile von Gemeinschaften ab 55 ist die spürbare Betonung von Aktivität und Fitness. Aktive Erwachsene können eine Vielzahl von Aktivitäten finden, die Spaß machen und einfach durchzuführen oder zu erlernen sind. Wesentlich ist auch eine – sofern man dies möchte – individuelle, strukturierte Alltagsplanung, wobei sich viele Aktivitäten auf das Ziel möglichst lange gesund zu bleiben konzentrieren. Eine Gruppe von Bewohnern um die 60 erzählte mir, dass speziell die strukturierte Planung des Alltagslebens – ohne jedoch den Druck des Jobs zu haben – den Übergang vom aktiven Berufsleben in die Rente massiv erleichtert habe. Was für viele ein weiterer wichtiger Aspekt ist: wenn man möchte, kann man auch seine beruflichen Erfahrungen in der Community einsetzen. Glauben Sie mir, die meisten wollen es. Nicht im Sinne eines Jobs, sondern im Sinne von „Ich kann unterstützen, wenn ich benötigt und gebraucht werde, und so viel wie ich möchte." Besonders beliebt sind Kochkurse mit Betonung auf gesunde Ernährung und das gemeinsame Kochen.

Ein weiterer Faktor ist geistig und sozial aktiv zu sein und zu bleiben. Dies ist auch für die Bewohner entscheidend, welche durch ihren körperliche Allgemeinzustand in ihrer körperlichen Aktivität reduziert sind, aber von beinahe allen als wesentlicher Vorteil der Wohngemeinschaften angesehen wird. Einige Beispiele sind Schreibkurse, Kalligrafie, Beschäftigung mit religiösen Schriften, Kartenspiele; Schach etc. oder die Organisation von Kaffeekränchen, Familienfeiern, Filmabende und vieles mehr.

Ein immer wieder gehörtes Argument – und für die meisten eines der wesentlichsten Argumente – ist das Thema Gesundheit. Eine für mich als Arzt sicherlich erschreckende Antwort war „Ich muss gesund bleiben, da ich mir kranksein finanziell nicht leisten kann." Dieser Motivationsgrund ist für uns Europäer erfreulicherweise sicherlich nicht der wichtigste. Spricht man aber mit Bewohnern in den USA über ihren Gesundheitszustand und ihrem subjektiven Gesundheitsempfinden, werden wiederholt Krankheitsbilder genannt, von denen man meint, durch die Gemeinschaft und deren Lebensstil besser geschützt zu sein.

Es gibt zwar kaum wissenschaftliche Evidenz, dass 55+ Communities eine massive Auswirkung auf die Gesundheit haben, aber die medizinisch wissenschaftlichen Erklärungen, wie im ersten Teil des Buches besprochen, sprechen ganz massiv dafür: Verringerung des Risikos für Herz-Kreislauf-Probleme, rheumatoide Arthritis, einige Krebsarten und Osteoporose, Erhöhung